学生相談室からみた「こころの構造」

〈格子型／放射型人間〉と21世紀の精神病理

広沢正孝
Hirosawa Masataka

岩崎学術出版社

目　次

はじめに　*1*

「この頃の若者のこころはわからない」？／筆者の戸惑い――現代の青年との出会い／自己の再建と精神医学・精神療法／本書の執筆目的

第Ⅰ部　現代の青年のこころの理解　*5*

第1章　学生相談室からみた現代の青年の特徴　*7*

自己表現が画一化されている／自己不確実感が強い／過敏な人間関係／悩み方が分からない,悩みを悩めない／精神科医との共存／「うつ」の蔓延／どこかしっくりこない母子関係

第2章　現代の青年のこころの変化――20世紀後半からの変化　*11*

戦後日本の時代変遷と青年のこころの変化／1964年まで／1964年から1977年まで／1977年から1990年まで／1990年から2000年まで／2000年以降

第3章　心理学・精神病理学の視点とその歴史　*18*

第1節　臨床心理学と精神病理学の歴史――19世紀末から20世紀　*18*

フロイトの価値観／ユングのみたこころの構造／エリクソンのライフサイクル論とハヴィガーストの発達課題／精神病理学の視点の発達

第2節　臨床心理学と精神病理学の歴史――20世紀末から21世紀　*22*

神経症概念の消失／相容れなかった生物学的精神医学と精神病理学・臨床心理学／バロン-コーエンらの心理学

第4章　心理学・精神病理学の視点の再考　*29*

第1節　東洋のマンダラから見たひとの「こころの構造」と「こころの機能」　*29*

２つの「こころの構図」――密教のマンダラ図を手掛かりに／胎蔵界をめぐって／金剛界の存在をめぐって

第2節　こころの構造の発達過程――格子-放射スペクトラム　*33*

ひとのこころの発達様態／放射型人間と格子型人間／放射型人間の心理学／格子型人間の心理学

第3節　日本人の自己とは　*39*

西欧人と日本人の相違——成人のこころの様態から／メランコリー親和型性格と日本文化／日本人青年の自己をめぐって——メランコリー親和型性格と近代西欧型自己／放射型人間・格子型人間と自己理想像

第5章　現代人のこころの構造の理解に向けて
——格子型人間と放射型人間から　*43*

自己理想の減弱／格子型人間優位の時代

第Ⅱ部　現代青年の自己をめぐる病理をどう理解するか　*47*

第1章　解離について——自己と意識の病理をめぐって　*49*

第1節　解離とは，意識とは，意識の病理とは　*49*

解離と自己／意識と自己／自然科学における意識と自己／ジャネの解離論——自己のもつ統合志向性の重視

第2節　現代の青年にみられる解離現象の理解　*55*

現代の青年の適応障害と解離——事例提示／事例における状態像の特徴——3事例の解離様状態とその共通点／事例における解離様状態の特徴——S子と放射型人間らしさ／事例における解離様状態の特徴——T子，Z氏と格子型人間らしさ／現代の青年からみえてくる解離とは——第1章のまとめ

第2章　離人症について——自己とその内省の病理をめぐって　*64*

第1節　離人症とは　*64*

離人症とは／離人症の歴史／自己概念の変遷と離人症

第2節　現代の青年にみられる離人症状の理解　*67*

わが国における現在と過去の離人症の青年／典型的な離人症——事例提示／現代の青年の適応障害と離人症——事例提示／事例における離人様症状の特徴——2事例の共通点と相違点／現代の青年からみえてくる離人症状とは——第2章のまとめ

第3章　統合失調症症状のもつ意味とその変化
——現代の青年の精神病症状の理解に向けて　*77*

第1節　統合失調症とは　*77*

統合失調症とは？——自己の成立不全の病理／統合失調症における自己の質と精神病理／統合失調症における精神病症状／破瓜型，妄想型とこころの構造／破瓜

　　　　　　　型統合失調症と妄想型統合失調症の精神病理

　第2節　現代の青年と統合失調症症状　83

　　　　　　　統合失調症の変遷／現代の統合失調症の精神病理／現代の青年からみえてくる統合失調症性の精神病症状とは――第3章のまとめ

第4章　現代における自己と意識の病理の理解　89

　　　　　　　「自己」とは――現代青年の自己を考えるにあたって／「自己」の病理とは／現代における自己・意識の病理をめぐる問題とその対応

第Ⅲ部　現代の青年の不安とうつ　93

第1章　現代の青年の不安をめぐって　95

　第1節　不安とは――臨床家が抱く不安のイメージ　95

　　　　　　　臨床家が抱く不安のイメージ――20世紀および現在の精神医学における不安の考え方／そもそも不安とは／精神分析学における不安をめぐって――近代西欧型自己と不安神経症

　第2節　現代青年の不安とは
　　　　　――近代西欧型自己にとらわれない不安の心理　98

　　　　　　　自己の統合志向性とパニック障害／自己の統合志向性と全般性不安障害（全般不安症）／現代の青年の不安と衝動行為

第2章　現代の青年のうつをめぐって　104

　第1節　「うつ」とメランコリー親和型性格　104

　　　　　　　うつとは――臨床家が抱くイメージ／メランコリー親和型性格者のうつ病とは

　第2節　「うつ」とは――その本態をめぐって　106

　　　　　　　「うつ」とは？――操作的診断基準とこころの構造との関連／放射型人間と格子型人間における気分の体験様式／志向する自己像ないし役割（規範）像と気分の体験様式

　第3節　現代の青年のうつ――日本文化の流れから　110

　　　　　　　日本文化と規範（その1）――戦前および1970年代までとメランコリー親和型性格／日本文化と規範（その2）――一定の自己像への統合志向性の減弱とその戸惑い／現代の青年と「うつ」

　第4節　それでも残るメランコリー親和型性格――現代青年のうつの実態
　　　　　114

　　　　　　　日本の現代社会とメランコリー親和型性格の行方／現代版メランコリー親和型性格

者の症例——放射型人間の例／現代版メランコリー親和型性格者の症例——格子型人間の例／双極Ⅱ型の台頭／双極Ⅱ型の症例／双極Ⅱ型と現代文化／現代の青年とうつ（うつ病）——第2章のまとめ

第Ⅳ部　現代の青年のこころの理解とその課題　123

第1章　格子型人間の時代——自閉スペクトラム症（自閉症スペクトラム障害）とASD（PDD）型自己をめぐって　125

第1節　自閉スペクトラム症（Autism Spectrum Disorder: ASD）への注目をめぐって　125

21世紀と自閉スペクトラム症（広汎性発達障害:Pervasive Developmental Disorders: PDD）／格子型人間とASD型自己

第2節　ASD型自己者における精神症状——自閉スペクトラム症における精神症状の理解にむけて　128

ASD型自己者が示す精神障害,精神症状／ASD型自己と自己をめぐる精神症状——統合失調症症状を中心に／ASD型自己と不安／ASD型自己と気分をめぐる症状

第2章　現代の青年のこころの理解と対応——青年の心理臨床の方向性をめぐって　134

第1節　現代の青年のこころの理解——本書から見えてきたポイント　134

現代の若者は何故「とらえどころがなく」みえてしまうのか／「とらえどころのない」現代の青年をどのように理解すればよいのか／現代の青年の精神症状をどのように理解すればよいのか／現代の青年に一定の自己像は必要か／現代の青年にはどのような自己像がフィットするのか

第2節　現代の青年の心理療法——学生相談室の役割　139

現代の放射型人間——その1:近代西欧型自己像を目指す青年の問題／現代の放射型人間——その2:一定の自己像を要請される青年の問題／現代の放射型人間——その3:タッチパネル文化と自己の統合志向性の希薄化の問題／格子型人間の場合——その1:近代西欧型自己像の圧力の問題／格子型人間の場合——その2:現代文化を生きる上での問題

附表　心理文化年表　145
文　献　153
あとがき　165
索　引　169

はじめに

● 「この頃の若者のこころはわからない」?

　筆者はここ10年ばかり，主に大学のキャンパス内にある学生相談室や健康管理室で，多くの青年に接する機会を持ってきた。本書は，そのような診療室の窓から，現代の青年を取り巻く精神医学や心理学の問題を，筆者なりに整理しようと試みたものである。

　現代の青年の精神病理や臨床心理をめぐる困惑は，すでに多くの専門家により語られている。というよりも，時代は常に流れており，その中で青年たちには，絶えず新しい精神病理現象が浮上し，その都度専門家たちが戸惑いを覚え，それぞれの立場から見解を述べてきたのだと思う。しかし多くの臨床家は繰り返し，「この頃の若者のこころはわからない」と述べている。とくに精神科医の立場に立ってみると，自分たちが学んできた精神医学や臨床心理学の理論の常識からは了解できないような現象が，青年の中に生じてきているように思われるのであろう。

　21世紀を迎えた現在，その真の原因はどこにあるのか，一度整理してみる必要があるのかもしれない。

● 筆者の戸惑い──現代の青年との出会い

　そこで筆者自身の体験を，多少綴ってみたい。別の機会[53]にも書いたが，今から数年前，筆者はある学術誌に精神療法についての自身の見解を綴るように依頼された[45]。実は当時の筆者にとって，この依頼は非常に気の重いものであった。当時，筆者は上述した理論の常識の問題に突き当たっており，自分の精神療法の方向性を見失っていたからである。

　筆者はこれまで四半世紀以上にわたり，精神科医として患者さんに接してきた。とくに駆け出しの10数年間は，単科の精神病院で，主に統合失調症圏

の患者さんの精神療法とリハビリテーションに多くの時間を割いてきた。たしかに筆者にとって彼らとの出会いは，戸惑いの連続であった。ただそれでも，彼らの理解に当っては，既存の精神病理学の知見が大いに役立ったし，たとえ困難があったとしても，すでに諸家が臨床心理学や精神病理学の視点からその難しさの理由を考察してくれていた。したがって「わからない」ながらにも，彼らへの具体的な対応の糸口を見つけることはできた[43]。それは「自己の成立不全」をきたした人々に対する精神療法であり，「自己」に直面しなくても良いような支持的・受容的（「母性的[160]」）な環境設定にあったのだと思う。今となっては懐かしいが，その頃の筆者は（精神病圏の患者さんに合わせた）ひとつの治療スタイルに馴染んでいたのを思い出す。

　その後の筆者は，思いもよらず都心にある大学病院の外来（メンタルクリニック），および健康管理室に勤務することになった。当初の筆者の不安は，かなり大きかったと記憶している。なぜなら大学病院の症例といえば，神経症圏の患者さんに代表される人たちであり，それまでとは異なった治療姿勢や技法（つまり自己の内省を促し，自己の再建を導く技法）を必要とされるはずであったからである。つまり筆者にとっては，研修医の頃に学んだままにしておいた精神分析学的な知見の習得と，それに基づいた特殊な精神療法の必要性に不安を覚えたのである。そのような筆者のこころを察知してくれたのか，精神病院を去る前には，「先生，大丈夫ですか？」とだいぶ同僚からも心配された。

　しかしその心配は杞憂に終わった。統合失調症患者に接するかのごとき支持的・受容的な雰囲気作りが，現代の神経症圏の青年たちにまでかなり通用したのである。むろんこれに関する疑念は絶えず筆者の脳裏にあったが，少なくとも筆者の姿勢が彼らの退行を著しく促進させたり，自立を著しく阻んだりすることはなかったようである。その後も筆者は，学生相談室や健康管理室で，現代の青年たちの治療や相談業務を行っているが，この姿勢は，大枠として変わっていないと思う。

　しかし彼らの多くは，統合失調症圏の患者ではない。やはり慣例に倣えば，神経症圏（ないし気分障害圏）の青年と考えるべきなのである。まさに筆者

は，彼らに対する精神療法の意味を，問われることとなったのである。

● **自己の再建と精神医学・精神療法**

これまでの思春期・青年期の臨床心理学や精神病理学の基底には，自己の構築の課題が，当然のごとく想定されてきたように思う。したがってわが国において，彼らへの精神療法というと，その王道は患者さん（クライエント）の自己を見据えた理論的解明とそれに基づいた技法であった。つまり自己の構築ないし再建を，社会適応のための究極の課題として設定してきたといえよう。またこの考え方は，学校教育（近年では大学も例外ではない）の基本方針にも反映され，そこでは知識の獲得と同時に，社会に受け入れられるような自己の構築が目指されてきた。したがって学生相談室のイメージとは，まさに青年たちの「自己をめぐる問題」が展開される場であるといっても過言ではなかろう。

しかし上述のように，相談や診療場面で出会う現代の青年には，従来の心理学や精神医学の概念や理論の前提は，そのままでは通用しないことが多い。実際に彼らにとって，自己の再構築を促すような精神療法は重く感じられ，それを促す治療者の姿勢には違和感を覚えるようなのである。さらに言えば，そのような彼らの持つ精神病理現象自体が，もはや従来の精神病理学や臨床心理学体系では説明しきれなくなっている可能性がある。青年期精神医学の立場から牛島[144]は，精神医学で話題になりやすい最近の病態を評して，これまでの疾患分類に当てはまらないものがほとんどであると指摘しているが，それも同じような意味なのであろう。つまり今こそ，臨床心理学や精神病理学の基本的視点を見直す時期であるのかもしれない。

● **本書の執筆目的**

本書の執筆目的は，主に大学の学生相談室で出会う現代の青年の特徴を通して，青年の精神病理や精神障害を見直してみるという，いささか大胆な試みにある。つまり，たんに精神病理学や臨床心理学的な理解が難しくなった青年像を述べるのではなく，人間がそもそも持っている「こころの構造や機

能」の特徴にまで立ち戻って，彼らを理解してみようというものである。またその中で，現代の青年にみられる精神症状や病態を，少しでも納得しやすい形で捉えてみたいと思うのである。

そのため本書の第Ⅰ部では，まず現代の青年の特徴を列記し，次にこのような特徴をめぐる，過去半世紀の諸家の見解（自己に焦点を当てた心理学，社会学，文化論的解釈の変遷）を確認する。その上で，われわれ臨床家の論点が，知らず知らずのうちに一定の価値観に縛られたものであり，これまで絶対的とみなされてきた「自己の構築や確立」という青年期の課題も，とくにある種の価値観に依拠したものであり得ることを指摘したい。一方で現代という時代が，それへの固執を青年に強いなくなりつつあることを確認したい。

第Ⅱ部では，現代の青年にみられやすい精神障害ないし精神症状の中でも，自己概念を基盤として議論されてきた精神現象（つまり解離，離人，統合失調症）を取り上げ，それらを特定の価値観にとらわれずに，現代の青年にフィットした形で，その病理の本質の理解を試みる。さらに，診断的には適応障害としか言いようのない現代青年の漠然とした精神現象に関しても，ここで得られた自己の病理の知見を基に見直し，彼らのこころの問題のさらなる理解を試みる。第Ⅲ部では，本来自己概念とは直接の関係のない現象，つまり不安とうつに注目し，それらの本態を明らかにしたうえで，現代の青年における不安やうつをどのように理解すればよいのかを，考え直してみたい。

最後に第Ⅳ部では，21世紀の現代，とくに注目を浴びている自閉スペクトラム症（Autism Spectrum Disorder: ASD）にまず触れ，その本態に迫ったうえで，現代を生きる青年のこころと，高機能ASD者の心理とが錯綜した状態にあることを述べてみたい。その上で，現代の日本の青年の心理や精神病理において，全体として何が見えてきたかをまとめたい。

第Ⅰ部
現代の青年のこころの理解

第1章　学生相談室からみた現代の青年の特徴

　ここでは，日ごろ筆者が感じている，学生相談に訪れる現代の大学生の印象を列挙する[44]。

●自己表現が画一化されている
　最近の学生が自分の内界ないし自己像を表現する言葉として目につくものを，相談記録や診療録から拾い上げると以下のようになる。まず理想とする自己像としては，「明るい」，「元気」，「ポジティブ」，「前向き」，「プラス志向」，「尾を引かない」，「攻めの気持ち」，逆に否定的な自己像としては，「弱気」，「(周囲の人に)怯えてしまう」，「(周囲から)受け入れられない」，「(自分を)否定される」，「(周囲から)圧迫される」，「自分らしさがない」，「うつ」などである。彼らの表現は驚くほど一致しており，多様な価値観が特徴とされる現代文化と一見矛盾する。ここから推察されることは，現代の青年では，自己像もその悩みも画一化ないし形式化していることである。

●自己不確実感が強い
　彼らの多くが，悩みの基底に思春期・青年期特有の自己不確実感を持っていることは，以前と変わらない。しかし近年目立つのが，上述の理想的な自己像を基によく周囲に適応していた青年が，日常生活の些細な契機で，一気に「自分らしさがわからない」と困惑する傾向である。とくに女性の中には，上述の否定的な自己像にとらわれて「自分らしさ」，「生きる意味」を直視しながらも，表面的には常に冷めた人間関係を維持し，内面では抑うつまたはアンヘドニア（無快楽：119頁参照）を体感しながら生き続けている者もい

る。そのような現代の青年は，明確な「自己理想（将来に続く理想的な自己の姿）」も見出せぬまま[103]，生きていることが少なくないようである。

●過敏な人間関係

対人関係に目を向けると，「友達との付き合い方が分からない」，「友達を傷つけてしまった」，「友達の前で緊張する」などと訴えて，比較的容易に困惑状態に陥る者も多い。ここには，かねてより思春期に親和性をもつと言われてきた対人恐怖症，思春期妄想症[143]と合い通じる心性をみることもできるが，近年とくに目立つのは，「友人から受け入れてもらえない」，「自分を否定される」という表現である。だからこそ友人に「ネガティブな姿勢」をとらないこと，友人を傷つけないことに過剰な配慮がみられるようなのである。ちなみにこれを鍋田[103]は「一方的主観的配慮」と呼び，従来の心理学の視点から，そこに自己中心性と対人過敏の同居をみている。

●悩み方が分からない，悩みを悩めない

彼らの多くは，悩みの解決方法を自ら探求する姿勢に乏しい。上述の「自分とは何か」を直視する学生ですら，その解決方法を先達の書に求めたり，友人と徹底的に議論したり，教師のもとへ相談に赴いたりといった行為はあまりとらず，ただ苦悩に身をゆだねている感がある。「悩みを悩めない～悩まない[153]」者すらあり，しばしばひきこもりという社会現象を事例化させたりもする。筆者が青年時代を送った四半世紀以上前と比較すると隔世の感がある。その時代は，思春期・青年期といえば「自分自身のあり方をめぐって悩む年代」であり，その路線で描かれた青春ドラマが巷に溢れていた。そのような筆者から見ると，現在では，「自己を悩む」という文化的な器が青年の日常生活から，姿を隠してしまったかのような印象すら抱かれる。

●精神科医との共存

近年の青年は，精神科への受診にあまり抵抗を感じなくなってきた。筆者がキャンパス内で相談に乗っている青年の中には，学生相談室を訪れる前に，

すでに精神科医から向精神薬を処方されている者も少なくなくなった。精神科受診やカウンセリングに対する気軽さの背景には，メンタルヘルスの普及や市中の精神科診療所（メンタルクリニック）の増加，そして精神科医をはじめとするスタッフの努力が存在すると思われる。しかし同時に，彼らの内界において，精神科受診への抵抗や頑なさを生み出していたはずの，ある種の心理機制の弱体化も存在するのではなかろうか。

　彼らの中には，精神科への受診目的がつかみにくい者も少なくない。先述の「悩み方が分からない，悩みを悩めない」青年が，ホームページ上の受診を促す言葉に，半ば受動的（自動的）に従って精神科医を訪ねてきているようにも思える。そこには，「悩む」という自己の器もまた見えなくなってしまったかのような印象が持たれるのである。

● 「うつ」の蔓延

　近年の青年は，しばしば自ら「うつです」と述べる。そして「うつ」だから「ポジティブになれない」，「前向きに努力できない」と説明する。実際に学生相談室を訪れる前に，すでに精神科医によって「うつ病」と診断されている者，抗うつ薬（セロトニン再吸収阻害薬：SSRI）を処方されている者も多い。成因を問わぬ操作的診断の流布がその一翼を担っているのであろうが，筆者には精神科医の側にばかり，その原因があるようにも思えない。

　現代の青年は，「悩み方はわからなく」とも，漠然とした苦痛の感覚には敏感で，それが日常生活の支障になることを実感しやすい。そのような彼らは，しばしば日常会話の中で「やる気度」，「元気度」という尺度で自身の精神状態を表す。そしてそれが低下すると「うつ」と認知する傾向をもつ。このような表現方法自体が，操作的診断の「うつ」概念と奇妙な一致をみせ，精神科医も患者も「うつ」を共有しやすくなっているように思えるのである。

● どこかしっくりこない母子関係

　最後に母子関係に目を向けてみる。近年学生相談では，母親に対して過度に遠慮する本人と，子どもに対して「子どもの自由にさせます」，「口出しは

しません」と妙に距離をとろうとする母親に遭遇することが少なくない。もちろん母子双方の背後に困惑や不安は感じ取れ，たとえば「お母さんは（大学で学業を全うできていない自分を）許してくれるだろうけれど，本音では怒っていると思うので相談できない」（本人），「あの子は親が何を言ってもきかないので黙っている」（母親）などと語られる。

　しかし，この種の母子のさらに不思議な点と言えば，以上の双方の距離が常にあるわけではなく，子どもの悩みが顕在化している間に限って目立つことである。つまり当の母子も，子どもの悩みが背景化すると，不思議な二者関係を築き，どこか排他的で「居心地の良い」共生関係を維持しようとすることが少なくないのである。そこでは双方にとって「悩み」の本質への直面が避けられる。このようになるとわれわれの入り込む余地はなく，必然的に学生相談は中断されるか，表面的な相談の繰り返しになる。つまり「自己の構築ないし確立」を基盤にした精神療法は意味を持ちづらくなるのである。

　以上が，筆者の抱いた，学生相談室や健康管理室を訪れる近年の青年（大学生）の印象である。たしかに時代や文化は，その中に住む人間の精神構造に影響を与え，それが精神病理にも反映されてくる。それをもっとも敏感に感受するのが思春期・青年期という年代なのかもしれない。だからこそ今日まで，彼らの精神病理は注目を浴びてきたのであろう。

　ただ「自己の確立」，それも「社会の中における自己の確立」という発達課題を（当然の）前提としていた時代に思春期・青年期を送り，その後もそのような「自己の構築ないし確立」を前提とした臨床精神医学体系を学んだ筆者からみると，現代の青年には，自己を問う文化が希薄で，それでいながら彼らは，なんらかの自己という幻影に脅かされているように思えてくるのである。精神医学や心理学に携わる者は，この問題をどのように理解すればよいのであろうか。その端緒として次章では，本邦で生じてきた日本の社会現象全般の歴史を振り返り，理解のための糸口を探ってみたい。

第2章　現代の青年のこころの変化
――20世紀後半からの変化

●戦後日本の時代変遷と青年のこころの変化

　これまでわが国では，時代を反映した思春期・青年期の心理（精神病理）用語が，多数輩出されてきた。たとえばモラトリアム人間[114]，青い鳥症候群[126]，退却神経症[74]，スチューデント・アパシー[76]，オタク族，パラサイト・シングル[154]など，いずれも一世を風靡した言葉である。またシンデレラ症候群[91]，ピーター・パン症候群[82]など，諸外国で生まれた用語がそのまま導入されたものもあり，近年では「アスペルガー」も，その一つに数えられよう[57]。

　これだけ多くの概念が生まれてきたこと自体，急速な社会文化の変化と，それに連動した青年のこころのあり方の変化が存在したことを物語る。それは，自己概念（社会の中の自己の確立と維持）を柱とした理論体系を持つ精神病理学や臨床心理学の予想を遥かに超えた変化でもあり，各用語（造語）には精神科医や臨床心理家の「戸惑い」が感じられる。

　そこで諸家がこれまで述べてきた，戦後日本の時代変遷と青年のこころの変化の特徴をまとめると巻末の附表のようになる。年齢は，1925年生まれから10年ごとに示し，彼らがその都度の時代におおよそ何歳であったのかを目安として示した。社会の出来事は，その時代を象徴する歴史的なもののみを記載してある。その他の項目は，日本人の精神に大きな影響を与えた情報手段や経済状況，職業や生活上の価値観，日本人全般の心性（価値観や心理学的特徴），家族のあり方[144]，親子関係の実態，日本人青年の心性（心理学的

特徴), 青年に関連した社会問題など, 上述の青年期に関連したキーワードである。

以下, この附表を参照しながら, 青年のこころのあり方にいかなる変化が生じ, それを心理学, 精神医学ではどのように理解しようと努めてきたのかを辿ってみたい。

● **1964年まで**

1964年という年は, 東京オリンピックや東海道新幹線の開業など, 日本史上で注目され続けている年である。日本人の生活様式, 価値観の変化を語る上でも, 今後も象徴的に語り継がれていく年であろう。

さて戦前に遡ると, 日本では軍国主義, 全体主義的価値観が人々の間に浸透し, それはまた日本的大家族制度を通して, 躾として子どもたち, そして青年に受け継がれていた。心理学的には, 道徳的・儒教的価値観が超自我と結びついていた[98]と解釈できるのかもしれない。それが1945年の敗戦を境に, 日本人は西欧流の考え方やシステムに直面することになった。当時の日本人が体験した困惑は, ことさら心理学の力を借りなくとも容易に理解できよう。しかしここで注目されるのが, 日本全体の経済発展の加速度的な進行である。日本は, 1956年には高度経済成長時代に突入し, 戦後の困惑が収束しないうちに, 多くの国民が「消費は美徳」という戦前とは反対の価値観に流されていったという。

ひとのこころを育み, その支えともなる家に目を向けると, 家父長的家族の伝統は1960年頃まで残ったようであるが[144], 旧来の家族制度自体はすでに1950年頃には崩壊し始めていたという。一方で職場に目を向けると, 高度経済成長を支えるべく, 日本独特の会社組織が発展して行った。家父長的家族の伝統は, むしろ職場という環境で引き継がれ, 日本的執着主義[61](つまり仕事への徹底性や几帳面さを重んじ, ごまかしずぼらさを許さない生き方)が根付いていったようでもあった。

ところでこのような混乱のなかで, 日本の青年が目指す自己像とはいかなるものであったのであろうか。それは明確ではないが, 1960年代から青年た

ちが示し始めた，反体制運動などをみると，どこか近代西欧的な自己（自立した自己像）を目指したようにも思える。たしかにこれと時を合わせるかのように，1960年頃から家父長的家族は終焉を迎え，以後1970年頃までは「マイホーム主義」が席巻し始めた。もはや戦前の規範に基づいた日本人の自己像も，青年の中では少しずつ幻影化し始めていたように思える。

● 1964年から1977年まで

　1977年は，諸家が日本人の価値観が変化した時期として注目している年である。たとえば市橋[61]はこの年に，日本的執着主義の終焉と日本的個人主義（つまり周囲に邪魔されず，自分の幸せを求める生き方）の台頭を，そしてホンネで生きることの正当化の始まりをみている。また千石[120]は勤勉から遊び志向への転換，無党派層の増大，学生の保守化などをみている。つまりこの年までは，「消費は美徳」，「マイホーム主義」といった日本人の価値観の変遷はみられていたものの，まだ職場における日本的執着主義，勤勉といった日本人の規範が，青年にかなりの影響力を持っていた時代と言えよう。

　さて1965年以降の時代の流れでは，なんといっても高度経済成長のさらなる加速が注目され，マイホームにはカー，クーラー，カラーテレビのいわゆる3Cが揃った。そのような日本の家庭では，核家族化が進行し，親子というユニットが大きな意味を持ち，そしてこの頃から母親像の巨大化，父親像の希薄化が指摘され始めた。すなわち，早くも西欧の発達心理学が推奨した健全な自己像の育成のプロセスにひずみが見られていたといえよう。そして1970年代に入ると，日本の家庭は「ニューファミリー」の時代に突入[144]，そこでは友達的な夫婦の形態や，それぞれの好みの尊重が目立ち，家族全体の緊密さが崩壊した一方で，不自然な母子のみの緊密化が認められ始めたことが指摘されている。青年期の象徴的な出来事に目を転じると，この時代には安田講堂事件（1969年），浅間山荘事件（1972年）があり，一部の青年たちの反体制運動は過激化し，近代西欧的な自己（自立した自己像）を目指した彼らも，行き詰まりを見せたように思われる。

　実は，精神医学や臨床心理学の専門家たちが，青年の自己のありかたを活

発に論じ始めたのはこの時代である。一例を挙げれば，1972年には東京大学出版会から「分裂病の精神病理」シリーズが刊行されている。のちに概念化される「モラトリアム人間」像，「青い鳥症候群」，そして「退却神経症」といった青年の特徴の下地も，すでにこの時代にみられ始めていたといえよう。

　この時代を自己の視点でまとめると，日本的執着主義の影響を受けつつも，青年たちは，そのような自己のあり方を顧みなくなりつつあった時代，他方では近代西欧的な自己（自立した自己像）を求める姿勢は存在していたものの，それを育むはずの家庭のシステム不全が目立ち，「自己」をめぐる病理が注目され始めた時代と括ることができそうである[註1]。

●1977年から1990年まで

　この時代は，1973年のオイルショック以降，1986年末からのバブル期の最中までである。1977年はビデオ時代の到来の年であり，その後1981年には一家に一台のビデオが普及し，日本人は時間に縛られずに情報を得ること，娯楽を楽しむことができるようになった。この間にコンビニエンスストアが爆発的に店舗数を伸ばし，消費生活も時間に縛られなくなった。この時代には日本人の価値観に変化が見られ，全体的にはその多様化が進むとともに（日本的執着主義の育成は一部の環境に限定されたものとなった），青年たちの心性として，「他人に迷惑をかけなければ何をしてもよい」といった日本的個人主義[61]が目立ってきた。このような状況を，あえて心理学的に解釈すれば，超自我の希薄化の時代に突入したと言うこともできる。

　この時代には，先述の青年をめぐる心理学的概念，すなわちモラトリアム人間（1978年），退却神経症（1978年），シンデレラ症候群（1981年），青い鳥症候群（1983年），スチューデント・アパシー（1984年），ピーター・パン症候群（1983年）といった用語が次々に輩出された。つまり西欧の心理学を学んだ精神科医や臨床心理家は，超自我が希薄化し，「社会的な自己の確立」

註1：この時代，多くの日本の青年が目指した近代西欧的な自己とは，あくまでも（たんに）「自立した自己像」であり，それは真の近代西欧型自己（18～20頁参照）ではない。ともするとそれは，日本的個人主義につながりかねないものでもあった（後述）。

という発達課題を達成しにくくなった青年の心性や精神病理を，懸命に追求しようとしていたのであろう．

家庭に目を転じると，この時代は「ニューファミリー」から「シングルマザー」の時代に変遷した[144]．つまり家庭の中では，母親だけの世界が展開され，母親が感情的な脆さを曝け出せば，子どもはその世話をするといった環境が目立ち始めたという．このような中で，安定した自己の確立は期待しにくく，青年たちの間では「境界例」が注目され始め，また子どもたちは，以前ほどは将来に希望を持たず，即時的でその場の満足を追求するようになったともいう．

この時代を青年の自己の視点でまとめると，時間性の消失，父性の消失（理性的視点の減弱）から，社会的自己の統一や一貫性への志向性が減じ始めた時代と言えよう．

●1990年から2000年まで

1990年からは，いよいよインターネット時代が幕を開け，2000年には家庭の50％にパソコンが普及している．また1996年からは携帯電話も急増し，2000年には全国で5000万台に到達した．すなわちこの時代は，人々の生活が時間のみならず空間にも縛られずに展開し始めた時期と言えよう．そのようななか人々は，周囲の状況（時間的，空間的，対人的状況）を考慮せずに，自身の都合で行動することが可能となり，日本的個人主義をいっそう持ちやすくなった．このことはまた，青年たちに育まれるはずの「（社会的な）自己構築」への志向性をさらに減じさせたと推察される．家庭に目を転じれば，「シングルマザー」に象徴される時代から「夫婦別姓」に象徴される時代へ突入し[144]，それは日本の家庭で家族員同士のつながりや役割が希薄化したことを示唆する．子どもにとってみれば，父親，母親，そして夫婦といったモデルが見えにくくなり，これもまたひとりの人間としての一貫性（ないし役割一貫性）の必要性を認識しにくくさせたと言えるかも知れない．

一方でこの時代は，科学的思考やエビデンスが本格的に重視され始めた時代でもある．日本の精神医学において操作的診断が流布したのも，また神経

症の概念が医療現場でもあまり問われなくなったのもこの時代からであろう（操作的診断では，1980年のDSM-III以来消失していた）。神経症の核をなす「自己」の概念も精神医学の表舞台から消失し，当然のごとく，それを追究してきた精神病理学は低迷期に入った。

　この年代を象徴する社会的な出来事は「キレやすさ」であろう。1998年の黒磯教師刺殺事件に代表される子どもの事件から，「モンスター・ペアレント」に代表される成人の現象まで，キレる現象が普遍化し始めている。さらに言えば，この時代の後半には，それまでの常識では了解不能な事件が中学生や高校生の間で見られ始めた。具体的な事件の提示は避けるが，その加害青年の心理の理解をめぐって従来の精神医学の限界を感じた精神科医も少なくなかったと思われる。

　この時代を自己の視点でまとめると，青年期に至るまで，とりたてて社会的な自己の統一や一貫性への志向を持たなくとも生きられる時代，いわゆる自己の断片化，刹那的な生き方が普遍化し始めた時代とも言えよう。そして青年期の自己をめぐる心理学的探究も影を潜めていった印象がもたれる。

● **2000年以降**

　この時代の特徴は，何と言っても誰もがインターネットを使用し，そしてグローバル化（世界基準化）が進行した時代であろう。現在では，多くの子どもたちは自宅に個人部屋を持ち，インターネットで間接的に社会とかかわれることで，欲しい情報や知識を得ることができるようになり，以前のように貴重な情報や知識を得るために自己を磨く必要もなくなった。つまり「なんとしても社会に受け入れられ，認められたい」という意欲は育まれにくくなった[103]。

　この間，科学的な知見は増大し，医学や医療においてもエビデンスが金科玉条のように叫ばれ出し，その情報もまたインターネットを介して一般市民に浸透してきた。ここで大きな意味を持ってきたのが，おそらくタッチパネル状のパソコン画面である。われわれは絶えずこの画面と対峙し，いつしかパソコンのシステムの中でわれわれはものを考え，行動するようになってき

た。このような画面は人々にとって世界に通じる窓として，自己の構造や機能をも変え，タッチパネルのような自己感，世界感すら育まれても不思議ではない時代となった。

　文化的にも，それまで特殊な世界としてみなされてきた「オタク」は，とくに2005年（映画「電車男」がヒットした年）以降は主要なサブカルチャーとして定着した。この時代，従来の臨床心理学や精神病理学的な書物に代わって書店の心理学，精神医学の書棚の背表紙を飾ったのが「アスペルガー」，「自閉症」，「発達障害」という文字であった。あたかもこの概念が，「（社会的な）自己の確立」の必然性を見失った時代を理解する上での救世主であるかのように，専門家の注目を浴び続けている。

　この時代を自己の視点でまとめると，青年たちにおいて，新たな自己のあり方が顕在化した時代といえるかもしれない。つまり自己の統一や一貫性への志向が減弱していても，それがある程度容認され，しかもそのようなもとでも機能するなんらかの「自己」のあり方が育ち始めている時代，しかしいまだそれをどのように捉えればよいのか戸惑っている時代と言えるような気がする。

　ここで注意しなければならないことは，それでもなお多くの青年が，「（社会的な）自己の構築」の問題に直面し得る現実である。ときに「自己」という言葉が独り歩きし，いきなりそれを前にして戸惑っている青年たちの姿も目立つ。あらためて，従来の心理学や精神病理学の枠を超えて，自己を問い直す時代が到来したと言うべきなのであろう。

第3章　心理学・精神病理学の視点とその歴史

　第2章では，戦後の日本人の心性の変遷を述べてきたが，専門家にとってそれは，（統一性，一貫性のある）「社会的な自己の成立」を前提としてきた臨床心理学・精神病理学の基本的な考え方とのずれへの戸惑いであったように思える。そこでここからは，そもそも臨床心理学と精神病理学（精神医学）で言う「自己」とは如何なる特徴を持つものであるのかを，歴史を振り返りながら確認してみたい。

第1節　臨床心理学と精神病理学の歴史
　　　　　──19世紀末から20世紀

●フロイトの価値観

　心理学と精神病理学体系の礎が築かれたのは，19世紀の西欧である。それはその後，フロイト（Freud, S.）による自己の概念，およびその機能と構造の仮説を基礎にした神経症理論によって大きく展開した。ここで問われるのが，フロイトがイメージした「自己」とは，いかなるものであったのかということである。結論から言えばそれは，別の機会[52]に論じたように，近代西欧の特殊な環境が人々にもたらした心理的な産物[122]であり，常に理性が機能するような成人のこころのあり方であった。

　フロイトが身を置いていたヨーロッパ文化[122]の基底には，一神教としてのキリスト教があり，多くの人々は長きにわたり唯一・絶対の力を持つ神に無条件に従ってきた。とくにプロテスタントの出現以降は，神は西欧人の世

界・自分の存在の全権を握り尽くしたようであった。一方，その反動からか，近代への道の中で神は西欧の社会や精神の表舞台から消失し，それに代わって近代科学や啓蒙思想が出現してきた。しかしこのような変化は，長く唯一・絶対の神に預けてきた西欧人の生き方（およびそれを支える「こころの構造」）に困惑をもたらした。ここでフロイトが特に注目したのが，西欧人の中にみられた，「理性を基にした新たな生き方（「こころの構造」）」なのである。この場合の理性とは，神と同様，唯一・絶対の力を持ったものといえた。

　フロイトが注目したこの生き方は，たしかに近代西欧人が，その歴史の変遷の中で見出したひとつの解決策であったと思われる。しかしそれは大きな矛盾をも孕んでいる。すなわち理性は（全能の神と同様に）唯一絶対でありながら，それを背負うのは個々の人々なのである。神に預けていればそれでよかった唯一・絶対性を，自らが引き受け，その上で個人を常に統合し，他者とも協調して臨機応変に社会を運営していく必要が生じたともいえる。それには確固とした「個（自己）」，それもどのような状況においても常に（唯一・絶対の）理性的な判断が可能な，揺るがない「個」の感覚が必要な生き方と言えよう[註2]。

● **ユングのみたこころの構造**

　それでは，このような揺るがない自己は，いかなる構造と機能をもったものとして捉えられたのであろうか。ここで参考になるのが，自己イメージの象徴としてユング（Jung, C. G.）[72]が注目したマンダラ図である。ちなみにユングは，フロイトの考えに強い影響を受けた精神科医・心理学者である[8]。彼が注目したマンダラ図の基本構図は，1つの核を中心に持つ放射＋同心円状（場合によっては螺旋状）をしたものである。彼は，この基本構図が世界各地にあまねく存在することを見出し，そこからこれこそが人類が共通して持ち得る精神（自己 - 世界感）の基本構造を象徴したものでもあると考えた

註2：換言すれば，まさにこの時代は，自身のこころへの注目が増し，生きる上でのこころあり方が問われるようになり，そこで認知されるようになったのが「自己」という概念なのであろう。

のである[72]。

　つまりフロイトやユングが，その臨床心理学（精神医学）の基準とした「こころの構造」とは，近代西欧人の，しかもかなり高度に完成された構造（つまり中心ともいえる核を基点にすべての心的要素が統合されているイメージ）を持ったものであった。たとえ各人に個性があったとしても，ユングに倣えばそれはあくまでも基本構図上の心的要素の配置のされ方に過ぎず，全体の構造は共通しているのである。

　フロイトやユングの影響力を考えると，その後の臨床心理学や精神病理学においても，この基本構図でイメージ化される「自己像」が暗黙の基準となった可能性が高い。ちなみに筆者は，このような構造を持った自己を，以前に「一般型自己」[49]と呼んだ。これは，後に述べる自閉スペクトラム症（Autism Spectrum Disorders; ASD）者ないし広汎性発達障害（Pervasive Developmental Disorders; PDD）者の持つ自己，すなわち「ASD（PDD）型自己」と対峙させて述べたものである（32, 125頁参照）。なお本書では，「一般型自己」と「ASD（PDD）型自己」の対比を取り上げることが主目的ではないため，「ASD（PDD）型自己」を，その歴史から近代西欧型自己と呼ぶことにする。

●エリクソンのライフサイクル論とハヴィガーストの発達課題

　臨床心理学の貢献の一つに，健常なこころの育成の際の道標を提供したことが挙げられよう。とりわけエリクソン（Erikson, E. H.）[24]は，自己（主に上述の近代西欧型自己）の確立およびその機能の発展を念頭に，ライフサイクル論とそれに基づいた各年齢における課題を提唱している。さらに教育心理学者のハヴィガースト（Havighurst, R. J.）は，エリクソンの考えを踏襲しながら，独自の発達課題論を教育との関連で述べている（1948-1953年頃）[36], [註3]。

註3：エリクソンもハヴィガーストも西欧人の発達課題に捉われぬよう，細心の注意を払っていることは付言しておく。しかしそれでも，近代西欧型自己の発達過程を基軸として論が展開されていることは否めないであろう。

ちなみに発達課題（developmental task）とは，「人間が健全で幸福な発達をとげるために各発達段階で達成しておかなければならない課題」である。ハヴィガーストは，発達課題を自己と社会に対する健全な適応にとっての必須の学習として捉えた。そして，たとえば小学校年代（原文では中期児童期）として，同年代の者とうまくやっていく，適切な男性あるいは女性の役割を学ぶ，基礎的な知的技能を発展させる，良心・道徳心・価値尺度を発達させる，個人としての自立を達成させるなど，また中学・高校年代（原文では青年期）の発達課題として，同年代の男女と新しい成熟した関係を結ぶ，男性あるいは女性の社会的役割を身につける，自分の体格を受け入れ身体を効率的に使う，親や他の大人たちから情緒面で自立する，行動の指針としての価値観や倫理体系を身につける，社会的に責任ある行動をとりたいと思いまたそれを実行する，など具体的な発達課題を提示したのである。
　このような実践理論は，フロイト以来の心理学の集大成の一つに位置づけられよう。したがって，多分に先に述べた近代西欧型自己を念頭に置いたときに，理解しやすい具体的な自己の確立方法を示したものといえる。さらに言えば，この発達課題論は世界の子どもたちの教育方針に大きな影響を与え，それは戦後日本の教育においても例外ではなかったと思われる。いずれにしてもこのような教育を受けてきた者ならば，まずは近代西欧型自己を，人間としてのこころの標準とみやすくなる可能性があるかもしれない。

●精神病理学の視点の発達

　次に精神病理学の系譜をみると，オイゲン・ブロイラー（Bleuler, E.）およびその共同研究者たちが注目される（先に述べたユングもここに含まれる）。彼は1898年にチューリヒ大学ブルグヘルツリ病院第5代の主任教授となり，ユングと共同してフロイトの理論を探究した人物である。彼を著名にしたのは，何といっても「シゾフレニー（精神分裂病）」という名称の提言であろう。彼は，すでにクレペリン（Kraepelin, E.）によって精神疾患類型として抽出されていた早発性痴呆（現在の統合失調症にほぼ該当）を心理

学・臨床精神病理学的観点から捉えなおし，この疾患群に「精神機能の分裂」[22]という特性を見たのである。実はこの捉え方自体が，フロイトの影響を受けていると思われ，そこには近代西欧型自己のあるべき姿を基準に置いて精神疾患の病理を捉えようとする意図を読み取れる。彼の抽出した統合失調症の4つの基本症状[17]，すなわち連合障害，情動障害，自閉，両価性も，本来，理性によって統合されている必要のある近代西欧型自己の，機能不全の様態を意味していると言えよう。

　ブロイラーを端緒として，その後，広く展開された精神病圏の精神病理学も，同様の自己の概念を暗黙の前提としたものになったことが推察される。ビンスワンガー（Binswanger, L.）[14]，ブランケンブルグ（Blankenburg, W.）[15]，木村敏[83]などによる，統合失調症患者の精神病理学的研究も，基本的には近代西欧型自己の成立不全を念頭に置いたものと思われる。

　いずれにしても，20世紀最後の四半世紀に至るまでの間，臨床心理学や精神病理学の理論体系は，近代以降の西欧文化の影響を強く受け，基本的にはその文化でつつがなく機能するような「こころの構造や機能」を基準としてきたと言える。臨床心理学の功績といえば，このような近代西欧型自己のこころの構造や機能がいかにして文化（とりわけ親子関係や友人関係）の中で育まれ，そしていかにして機能し得るかを，さまざまな切り口で追究した点にあろう。また精神病理学の功績は，何故個々人の「こころの構造や機能」が上述の標準から変移し，それがいかなる質の異常心理となるかを規定し，さらにその様態を詳細に追究しようと試みてきた点にあろう。

第2節　臨床心理学と精神病理学の歴史
　　　──20世紀末から21世紀

● 神経症概念の消失

　もう一度，近代西欧型自己の特徴を纏めておくとそれは，自分の核を中心に世界を眺め，しかも全体として常に一定に統合された構造を持つ。それは

常に理性をもとに対象を判断し，行動を行うことが期待され，そのためにも常に対象に呑み込まれぬよう一定の距離を持ち，常に一貫した機能を果たすことのできる構造といえる。

　しかしこのような構造と機能をもった自己像は，本来，高度に完成された一種の理想像であり，これを常に維持するには相当のエネルギーを要するものなのであろう。たしかにこの自己像を維持しようとすると，人々は，生きる上での代償（ひとが自然に持っている，種々の本能を抑えなければならないという代償）を払う必要が生じよう。フロイトが注目した意識‐無意識の葛藤という理論も，このような自己を対象にしたからこそ生まれ，またこのような自己像（構造と機能）だからこそ妥当性を持ったのではなかろうか。筆者には彼が礎を築いた神経症論も例外ではないと思われる[註4]。

　神経症は20世紀前半，そして1980年ころまで，精神医学理論の支柱をなしていたと言っても過言ではなかろう。そもそもフロイトが提唱した神経症とは，幼児期の生活史に根源をもつ心的葛藤に対する妥協産物（とみなされる精神現象）[86]である。彼の見解を簡単に表せば，以下のようになろう。

　つまりひとのこころには本能が存在し，その充足を求めようとするエネルギー（これをエス（ないしイド）[115]と呼ぶ）がどうしても発動される。一方で社会的存在であるひとのこころには，その発動を禁じる超自我[116]が成長とともに形成される。本来，理性のもとに統合され，一貫性を持つべき自己は，この両者の矛盾を容認できず，無意識のうちにひとは不安，葛藤を体験することになる。そこでひとのこころは，この不安，葛藤を解決すべく，さらに防衛機能を働かせるが，しばしばそれはさまざまな精神現象をひとにもたらすことになってしまう。この一連の機制で説明できる精神疾患が彼のいう神経症である。したがってそれは，近代西欧型自己の機能をめぐる疾患であり，われわれが行っている心理療法（カウンセリング）も，この理論に基

註4：フロイトは近代西欧型自己構造を心的装置として探求している。意識‐無意識という領域の区分もそこから生まれてきた概念である。なお彼は，意識と無意識の間に，通常意識には上らないが，努力すれば意識化される事象が貯蔵されている領域を仮定しており，これを前意識と呼んでいる。

づいて発展してきたと言っても過言ではなかろう。

　このような神経症の概念は，DSM-III（1980年）では消失した。これは成因を問うことをやめた操作的診断方法の台頭によるが，問題はその背景に存在する実情であろう。この時代には，人々の世界規模の動きが進展し，西欧文化で発展した精神現象の解釈が，かならずしも他の民族では当てはまらないといった問題も顕在化してきた。さらに言えば，西欧人自体も，科学の発展によって（一神教を源泉とする）近代西欧型自己というこころのあり方に依拠する必要が減じてきた可能性もある。

　いずれにしてもこの時代，上述の精神分析学の影響を強く受けた臨床心理学や精神病理学は，その存在意味を問われることになり始めた。神経症概念の消失は，まさにそれを象徴する出来事と言えよう[註5]。

● 相容れなかった生物学的精神医学と精神病理学・臨床心理学

　先述のように，精神病理学の業績がいかに素晴らしいものであっても，現在では，生物学的精神医学の理論に圧倒されている。一部では生物学的精神医学と精神病理学とのコラボレーションの重要性が叫ばれてはいるものの[96]，論点のずれが目立ち，共存はし得ても統合は至難の技のように感じられる。さらに言えば，生物学的エビデンス重視の医学教育によって研鑽を積んできた若き精神科医にしてみれば，科学的エビデンスのない精神病理学や臨床心理学は，かつてほど魅力のない分野と映るようでもある[52]。

　その要因のひとつは，やはり精神病理学や臨床心理学が，近代西欧型自己を持った人たちが体験する精神現象を暗黙のうちに基準（支点）とし，それをもとに理論を築き，体系化してきた歴史（方法論）にあろう。一方，生物学的方法は，基本的にひとの身体現象や精神現象に対して，ある局面に限定

註5：20世紀後半には生物学的精神医学も飛躍的に発展し，それまでの精神療法が主流であった神経症の治療にも薬物療法が導入され始めた。たとえば神経症の一つであった強迫神経症では，1960年代後半より，三環系抗うつ薬であるクロミプラミンの有効性が報告されている。このことは治療現場において，かつてほどはこころの機能の問題（心因）を重視しなくても済むようになったことを意味する。

した解析を行う手法をとる。そこでは仮説として局面ごとに標準を設けたとしても，人間全体としての標準は設けない。むしろ種々の局面から得られたエビデンスを積み重ね，そこから人間を理解しようとする。現在世界を席巻している，EBM（evidence based medicine）の考え方は，各局面のエビデンスの積み重ねこそが，人間の理解の基本であるとみなす。したがってそれなしに設定された心理学の標準（「こころの構造と機能」）は，「証拠のない空論」とみなされかねないのである[52]。

このようにみてくると，やはり精神病理学や臨床心理学においても，一旦，近代西欧型自己像を人間としての（暗黙の）基準から外す試みがあってもよいのではないかと思う。そうでないとわれわれは，前章で述べた1990年以降の青年の精神病理を，すべて「自己の成立不全」としてしかみられなくなるか，「了解不能な精神現象の出現」と括らざるを得なくなる。前者の視点に立ってしまえば，現代の青年の種々の精神病理は，それこそ従来の統合失調症の病理（第Ⅱ部参照）との差異が失われ，われわれの役割は支持的・受容的な精神療法で終わらざるを得なくなる。後者の視点に立ってしまえば，精神療法（カウンセリング）理論の射程外の精神病理となり，精神療法そのものの意味が失われてしまいかねない。

● バロン-コーエンらの心理学

前章の末尾で述べたように，2000年以降，俄かに注目を浴びてきたのが成人のASD（PDD）である。彼らのこころのあり方こそ，従来の臨床心理学や精神病理学では理解が難しいのである。しかし逆にこのことは，近代西欧型自己像を暗黙の前提に置いた臨床心理学や精神病理学の考え方を，根本的に見直す好機にもなろう。その際，ひとつの参考となる考え方が，バロン-コーエン（Baron-Cohen, S.）らの一連の研究である。彼らの心理学は，ことさら近代西欧型自己を標準とせず，脳科学の視点から人間の「こころの機能」を理解しようとしている点で卓越している。

彼ら[9]は人間を，その認知行動様式（ないし思考様式）に基づいて2つの類型に分けて考えた。そこで用いたのが folk physics（巷(ちまた)の物理学者）と

folk psychology（巷の心理学者）という一対の概念であった。巷の物理学者タイプの人間は，物事を認知（ないし思考）するにあたり，それをまずは物理学的対象，物質的存在として捉えようとする傾向を持つ。つまり「あらゆる類の事象の物理的原因の探求」へと機能しやすい脳を持った人たちである。もう一方の巷の心理学者のタイプの人間は，物事を認知（ないし思考）するにあたり，まずは自分にとってどのような意味をもつのか，つまり心理学的対象，社会的存在として捉えようとする。つまり「他人のこころの理解」，対象との感情的な関係の読み取りへと機能しやすい脳を持った人たちである[10]。この考え方は，われわれの日常感覚からも受け入れやすいものといえよう。

　ところで，この類型の基になった認知行動様式（ないし思考様式）の対概念は，かなり生得的な脳の機能を前提としたものでありながらも，あくまでも成長した人間を対象としたものである。したがって，当然，先天的な脳の機能様態だけでなく，後天的な心理・社会的影響を考える必要がある。そこでバロン・コーエンらがより純粋に生得的特性として注目したのが，個々の脳がもつ「動因（drive）」の様態であった。彼らはこの動因にやはり2種類を想定し，それぞれをシステマイジング（systemizing），エンパサイジング（empathizing）と命名した。前者は事象を体系化ないし分類化しようとする動因，後者は事象に共感しようとする動因である。彼らの仮説によれば，ひとの脳は生得的にこの2つの動因を併せ持っているが，それぞれの比率は個体によって異なるという（これが Empathizing-Systemizing モデル：E-S モデルである）。

　実際に彼らは，それぞれの動因を測定する質問紙（Systemizing Quotient：SQ[11] と Empathizing Quotient：EQ[12]）を開発し，上述の仮説の検証を試みている。たとえばSQでは男性の，EQでは女性の平均得点が高く，そこから男性と女性の脳の相違を数値上で実証した。また彼らはE-Sモデルに基づいて，ひとの脳のタイプを5群（極端にS優位のExtreme Type S，S優位のType S，両者のバランスの取れたType B，E優位のType E，極端にE優位のExtreme Type E）に分類（図1-1），そして ASD

（PDD）者の場合，健常者に比して明らかに Extreme Type S や Type S に属する者が多いことを明らかにしたのである[13]。つまり高機能 ASD（PDD）者は，生物学的にはシステマイジングがきわめて優位な一群であることが示唆された。彼らの中に，コンピュータに強く魅かれる者が少なくない[9,25]ことを考えれば，これも理解しやすい考え方である。

バロン・コーエンらの考え方は，個々の人間の個性を認めながらも，2つの対概念を提示することによって，たとえば近代西欧型自己のような標準を仮定していないところ，それでいて一定の法則性を示している（明確な対概念に基づいている）点が新鮮と言えよう。実はこのような見方こそが，2000

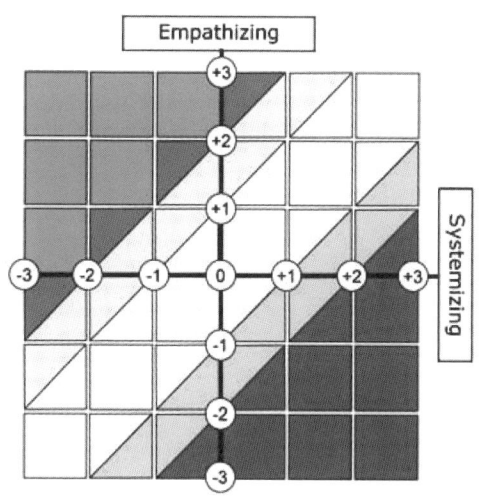

図 1-1　バロン・コーエンらによる E-S モデル（文献 13 より引用）

年以降の新たな自己像の理解に向けて，一定の理論に基づいた心理学的な考察への道を切り開いてくれると思うのである[註6]。

註6：ここで言えることは，バロン‐コーエンらはひとのこころを見るにあたり，生得的な脳の機能をベースとした点である。一方フロイトの流れをくむ心理学（とくに精神分析学）では，社会の中で育まれた完成された自己像をベースにひとのこころを見ている。われわれはこの相違を押さえておく必要があろう。

第4章　心理学・精神病理学の視点の再考

　ここからは，いよいよひとのこころの理解に向けて，新たな道へと歩んでみたい。つまり近代西欧型自己像にとらわれずに，生得的な次元から「こころの構造」をみることによって，臨床心理学・精神病理学の再考を試みたい。

第1節　東洋のマンダラから見たひとの「こころの構造」と「こころの機能」

● 2つの「こころの構図」——密教のマンダラ図を手掛かりに

　先述のように，ユングがひと（成人）の「こころの構造」の唯一の標準として注目したマンダラ図[72]は，世界各地にあまねく存在し，それは一点を中心に展開する放射＋同心円でイメージされるものであった。しかし以前に筆者が考察したように，成人のASD（PDD）者では，それがタッチパネル状であり，格子でイメージされやすい構造を持つ[49,52]。

　さて，以上からは少なくとも次の2つのことが示唆される。一つ目は，「こころの構造」においても，ユングが言うような放射＋同心円状の構造のみが完成形でないこと，二つ目は，ひとの「こころの構造」には中心の存在する放射（ないし同心円）構図と，中心の存在しない格子構図という，まったく異なる形態が用いられている可能性が存在することである。先に触れたバロン・コーエンらの見解と照らし合わせると，ひとには生来的に，放射（ないし同心円）と格子という，異なるこころの構図を描く素質が，それぞれの個体に備わっている可能性がある。どちらの構図に親和性があるかによ

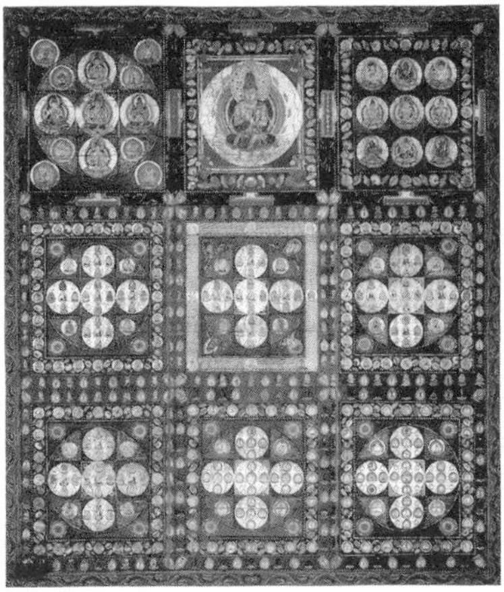

| 金剛界曼荼羅図 | 胎蔵界曼荼羅図 |

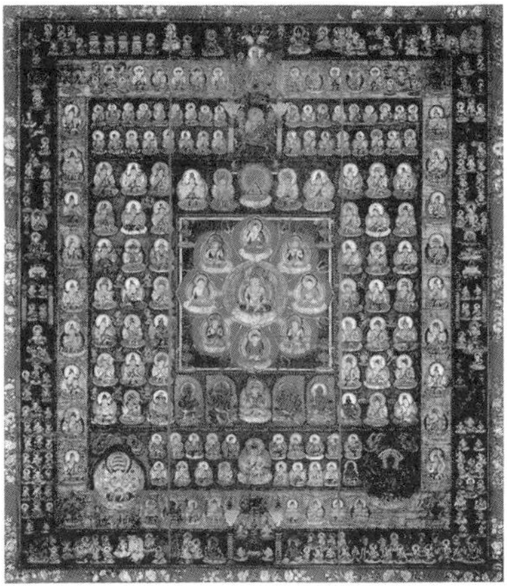

図 1-2 （文献 158 より引用）

って，当然そのひとが成人に向けて形成していく自己感や世界感（自己‐世界像）にも，違いが生じてくるであろう。

　このような考え方は，一見奇想天外に思えるかもしれない。しかしここで思い浮かばれるのが，わが国で広く知られている密教のマンダラ図（自身の存在のあり方を視覚的に表わしたもの）である。そこでは胎蔵界マンダラと金剛界マンダラの2つの（一対の）精神世界の構造が示されている（図1-2）。これまで胎蔵界は女性のそれにたとえられ，感性的，可能的（随意的）な活動性を象徴すると捉えられ，また右脳の機能との関連が指摘されてきた。一方で金剛界は男性の精神世界のあり方にたとえられ，理性的，絶対的な知恵を象徴し，そして左脳の機能との関連性が指摘されてきた[100,142]）。

　この2つの世界は，密教では完成された自己‐世界観であり，その理想形でもある。しかし注目すべき点は，この2つのマンダラ図の基本構造（ないし構図）が性や脳機能といった生得的な素因と深く関係している点である。両マンダラ図内の精神要素の配列内容には社会文化の影響が強く表れているにしても，構造（構図）自体は個人が生得的に持っている素因をかなり反映している可能性がある。そこで次に，両マンダラ図の構造とその精神世界の

様態を考えてみたい。

● **胎蔵界をめぐって**

まず胎蔵界マンダラで象徴される精神世界は，中央の核を中心に，放射＋同心円状に展開していく構造（構図）（ユングの注目した基本構図と同じである）を持つ。そこでは，常に自己（核）を中心に対象を眺め（放射でイメージ化できる），自己（中心）との距離をも斟酌しながら（同心円でイメージ化できる），対象を把握しようとする志向性が顕れてくるものと思われる。

バロン・コーエンらの論と照らし合わせると，放射のイメージは，自分を中心に展開する世界のあり方を象徴し，それは対象世界全体との共感（一体化・同化），すなわちエンパサイジングという動因の働き方を髣髴とさせるものであり，ひとがかなり生得的に描き得る，こころの基本構図である思われる。一方，そこに同心円が加わると，一体化や同化傾向を持ちながらも自分との距離（中心からの距離）を勘案して，対象が持つ自分にとっての意味や，対象にとっての自分の持つ意味を客観的に同定しようとするこころの作用が働くようになったことを示す。つまり放射＋同心円は，ひとが成長とともに獲得したこころの様態を象徴する構図であると考えられる。

いずれにしても，放射と同心円の組み合わさった構図を持つ胎蔵界（完成された精神世界のひとつ）からは，十分な共感性とともに，客観的な視点をも持つようになった成人の精神世界（folk psychology の認知・思考様式）が髣髴とさせられる。近代西欧型自己も，まさに胎蔵界と同じ構造でイメージ化されるところを見ると，19世紀末以来，精神病理学や臨床心理学が健康な人間の標準としてきた「こころの構造」とは，生得的にエンパサイジング優位で，放射状に広がる自己 - 世界感を持ちやすい人が，築き上げやすい構造であるといえよう。しかしそれは，日本ならびに東洋においては，本来 2 つあるはずの自己 - 精神像のモデル（理想形）の 1 つに過ぎないとみなされていたのである。

●金剛界の存在をめぐって

　金剛界マンダラの構図は，胎蔵界とは異なり構造として核をもたず，格子状である（ASD者が発展させる自己構造は，こちらに類似する）。したがってその精神作用は，「自生的に（人格の）中心から出発するもの」[7]ではなく，それよりも全体対象をまず枠によって分割し，枠ごとの性質を明らかにし，その上でそれぞれの関連を見出していこうとする姿勢を想起させる。バロン‐コーエンらの論と照らし合わせると，これはシステマイジングという動因を髣髴とさせるものである。つまり格子状構図もまた，ひとがかなり生得的に持っているこころの様態を表した基本構図のひとつとなろう。

　以前に指摘したように[49,52]，成人の高機能ASD（PDD）者の自己構造は，とりわけ純粋な格子状原図でイメージ化され，彼らの精神世界はあたかもタッチパネルのようである（第Ⅳ部第1章参照）。彼らは，本来的に眼前の対象に引き寄せられ，対象と適切な距離のとれた（固有の）自己感を持ちにくい。対人関係でも，一般者のようにそれを自分との関係で捉えたり，他者が持つ固有の自己を認識しようとしたりする方向にこころが作用しにくい。その一方で彼らでは，対象を正確に分析し，（他者との関係を含めて）客観的な法則をつかむ方向に精神作用が向けられる。このような自己構造がASD（PDD）型自己である[49]。バロン‐コーエンらが指摘するように，ASD（PDD）者とは生来的にシステマイジングが圧倒的に優位なひとたちである。タッチパネル状のASD（PDD）型自己とは，そのような者が発展させやすいこころの構造と機能といえよう。

　ところで先に述べたように金剛界マンダラとは，・人・間・一・般・の存在の仕方（完成された精神世界：自己‐世界）の一つを示したものである。このことは格子でイメージ化されるこころの構造が，ASD（PDD）者のみならず広く人間一般にみられることを示唆する。ただし完成された金剛界マンダラでは，各枠の中に，放射ないし同心円状の構図が描かれている点に注意しなければならない（図1-2）。それが純粋なタッチパネル（PDD（ASD）型自己）の構図と異なるのは，枠内もまた純粋な格子状ではなく，（放射ないし同心円状になるような）改変が施されている点にある。金剛界マンダラが，社会

の中に生活する人間（成人）のあり方のひとつの理想像であるとみれば、それは適応のために（後天的に）改変された構図であると推察される。それはちょうど、胎蔵界が純粋な放射状原図ではなく、同心円が加わって放射＋同心円状になっているのと同様なのであろう。つまりシステマイジング優位なひとも、各枠の中では（つまり一定の状況や場面の中では）、十分に共感的な人間関係を築き得ることを意味し、バロン・コーエンに倣えば、金剛界はfolk physics に類型化されるひとたちの、理想の認知・思考様式を象徴しているように思える。

いずれにしてもここでは、人間のこころをめぐって、古来、放射とならんで格子という原図が存在しており、それを発展させた精神世界（自己 - 世界像）も考えられてきた点を強調しておきたい。

第2節　こころの構造の発達過程——格子 - 放射スペクトラム

●ひとのこころの発達様態

前節では、ひとの「こころの構造」をイメージ化すると、その原図として、放射と格子の2つが存在しているのではないか、ということを述べた。そこで今度は、2つの原図を利用して、どのように個々のひとのこころの構造が作られていくのか、という視点に立ってみたい。

図1-3は、以前に筆者が示した、人間のこころの構造の発達様態を改変したものである（格子 - 放射スペクトラム）。まず個々の脳には、「こころの機能 - 構造」の発達において生得的な方向性が存在すると思われる。こころの機能の形成に関しては、バロン・コーエンらが考究したように、個々の脳はエンパサイジングとシステマイジングという2つ（一対）の動因の作動方向性を持っていると思われる。ただしそれぞれの脳において、両動因の比率は異なる。また先にみたように、エンパサイジングと放射原図の利用、システマイジングと格子原図の利用とは、強い親和性を持つと考えられる[注7]。

したがってシステマイジング優位の脳を持ったひとは、こころの構造を築

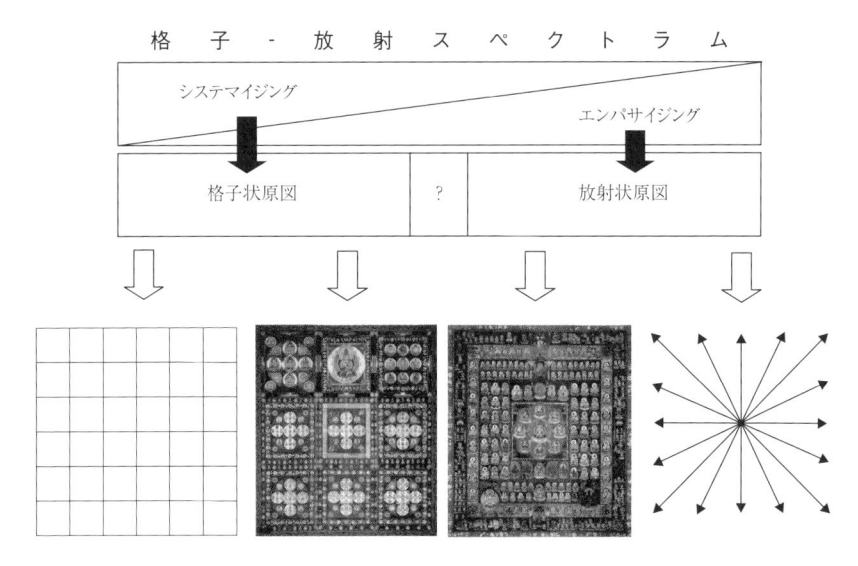

図1-3 自己-世界の基本構図とその発展様態（文献52より改変して引用）

いていくにあたり，おそらく格子原図のイメージをベースとして用い，自己-世界を区画化しながら発展させていく．反対にエンパサイジング優位の脳を持つひとは，放射原図のイメージをベースとし，常に自分を中心にした世界を展開させていく（両者が拮抗している場合，すなわちスペクトラムの中央辺りでは，いずれの構図も利用できるのであろう）．

註7：これに関しては，慢性期の統合失調症患者のこころの構造における花房ら[34]の興味深い研究が参考になる．慢性期の統合失調症患者では，こころの構造を維持するためのエネルギーポテンシャル（80頁参照）が低下し，生来そのひとが親和性を持っているこころの原図に基づいた精神機能を表出しやすい[52]．さて花房らの研究では，破瓜型患者の描く絵画は格子状（線の構図が基本的に格子状であり，色の配置は均質，色の塗り方は均等な筆圧，絵画の内容は静的，距離感は遠景化・抽象化・書割的），妄想型患者の描く絵画は放射状（線の構図が基本的に放射状，色の配置はせめぎあいが目立ち，色の塗り方は均等でない筆圧，絵画の内容は動的，距離感は部分に接近）の構図を持ち，しかもこの構造自体は容易に変化しないことが示された．絵画がひとの自己-世界感を反映しているとすれば，ひとのこころの構造は究極的に格子と放射の構図に還元され得ることを示唆した研究といえよう（80頁参照）．

成人の域に達した人間のこころの構造となると、多少複雑になる。たしかに両界マンダラ図の構造をみると、胎蔵界では放射状構図に同心円を新たに加えることで書割的な構図が作り上げられ、金剛界では各枠内に放射状構図が加えられている。つまり発達の視点に立てば、生来的に放射優位の者は放射原図を基本にしつつも格子の要素を取り入れ、格子優位の者は、格子原図を基本にしつつも放射要素を取り入れて、それぞれの「こころの構造」を形成していくことになる。

以上のように整理してみると、ユングがこころの標準とした放射＋同心円状の構造（胎蔵界）は、格子-放射スペクトラム上では、多分に放射の方に偏った者が獲得しやすいものであることが確認できよう。

● **放射型人間と格子型人間**

ここまで筆者は、近代西欧型自己を基にした臨床心理学、精神病理学の立場を離れて、ひとのこころの構造の発展様態を述べてきた。そこで明らかになってきたことは、ひとには、個々の脳の特性によってempathizing - 放射優位のこころを形成する群とsystemizing - 格子優位のこころを形成する群とが存在し得ることであった。これはあくまでも生得的な特徴を反映したものであり、時代や文化に直接には左右されない、こころの基本類型であると仮定できよう。そこでここでは、empathizing - 放射優位群を放射型人間、systemizing - 格子優位群を格子型人間と呼ぶことにする。

さてここで重要なことは、ひとはどうしても社会の中で自分自身や集団を安定的に維持することを求められる点である。つまり放射型人間、格子型人間の双方において、いかにこのような要請に適応可能な自己像を作り上げるかが問われる。胎蔵界-金剛界という東洋的な視点に立てば、放射型人間と格子型人間とでは、それぞれ自然に目指す理想の自己-世界像（こころの構造や機能）が異なってくる。社会の側から、一定の自己像を強く要請されない環境下であれば、おそらくそれぞれの理想とする自己-世界像を存分に発展させることができるであろう。また（胎蔵界-金剛界に表現されているように）、要求される自己像の質によっては、それに対処可能な自己像を育て

ることもできよう。

　このような視点に立つと，これからの臨床心理学は，社会の側から要請される自己像の質とその要請の強さがいかなるものであるか，それに対して放射型人間，格子型人間のそれぞれがいかなる対処が可能なのかを考えることにあり，精神病理学のこれからの意義は，放射型人間，格子型人間のそれぞれに，いかなる精神現象が出現するかを理解することにあろう[註8]。

　いずれにしても社会の中で適応するためには，ひとはそれぞれに，ある程度固定されたこころの構造を持つことが必要と思われる。こころの構造がその都度変化してしまうと，社会の中における自身の位置づけがみえにくくなってしまうからである[註9]。

●放射型人間の心理学

　放射型人間とは，思春期から成人期に至ると，おおよそ31頁で示した胎蔵界を理想とする心理的特徴が構築されやすいひとたちであり，恐らく女性に多くみられる，かなり生得的な類型である。繰り返しになるが，この類型の人は，幼少時より共感性（エンパサイジングの動因）を豊かに持ち，彼らには自分を中心とした世界が形成されていく。一方で分析的な眼（システマイジング）はどちらかというと育ちにくい。それでも彼らは思春期になって，周囲から（社会適応的な）自己像の確立（獲得）を迫られると，あらためて分析的な視点を導入して，自分にとっての対象のもつ意味，そして対象にとっての自分の持つ意味を考えさせられる。そして形成されるのが，放射＋同

註8：近代西欧型自己は，自らが理性を引き受けながら，1点を中心とした自己‐世界を展開する姿勢が要求される自己像である。その意味では，とくに格子型人間においては，かなり高度な対処を要請されよう。

註9：もちろん放射型人間も格子型の成人も，イメージ化できるこころの構造の精密さや安定性は個々に異なるであろう。放射型人間の場合，生来的に empathizing‐放射が強すぎれば（対象への共感性が強すぎて）明確な同心円状のイメージは描きにくいであろうし，格子型人間の場合，systemizing‐格子の比率が強すぎれば，（理論が勝ちすぎて）各枠内で放射状のイメージを描きにくいであろう（いずれも社会内での適応が難しくなる）。

心円状の自己イメージであり（もともと持っていた放射状原図に同心円を描き加えるイメージでこころの中を区画化する），根っから分析的ではないにしても，客観的な見方を可能とさせる。

このような放射型人間の成人は，一定の自己像が要請されるような環境では，生きやすい。たとえばこれまで述べてきたように，近代西欧型自己も，放射型人間では比較的築きやすい。その意味では，西欧に生きたユングが，ひとの視覚的なモデルとして胎蔵界の構図に注目したのも頷ける。ただしこの自己像には，自ら理性を引き受ける強い意志と，一定の自己構造をいかなる場合にも維持する強い姿勢が常に必要となる。臨床心理学が暗黙の基準とした成人の自己像とは，このような強い意志と姿勢を強いられる文化で形成され，適応的に機能しやすいことは，強調しておく必要があろう。

文化によっては，要請させる特定の自己像が既に存在しており，それ（つまり特定の規範像）に自分を合わせる（預ける）よう躾けられることもあろう。その場合，放射型人間は，おそらくその規範像に自分を預け，規範に従って自己像を描き上げることが推察される。近代西欧型自己と異なる点は，このような自己像は文化の推移に影響されやすいことにあるが，その規範が安定していれば，一定の自己像自体は維持しやすいと考えられる。

放射型人間にとって社会生活上，苦手なことは，異なった場面ごとに異なった「顔」を要請される生き方であろう。こころの構造上，彼らの自己像は，基本的にひとつに統合されていることが望まれるからである。この点に関しては，第Ⅳ部で触れてみたい[註10]。

● **格子型人間の心理学**

格子型人間とは，思春期から成人期に至ると，おおよそ32頁で示した金剛界に象徴される心理的特徴が構築されていくひとたちであり，おそらく男性

註10：多くの社会では，放射型人間・格子型人間を問わず，成人になると一定の自己像の確立（獲得）が要請される。その際には，何らかの形で自己が一つに統合されていることが，暗に望まれる。このようにみると，自己像の確立（獲得）には，統合に向けての志向性が育まれる必要がある。本書ではこれを「自己の統合志向性」と記述しておく。

に多くみられる，かなり生得的な類型である。この類型の人は，幼少時より分析的な眼（システマイジングの動因）を豊かに持っており，また成長過程でこころのなかにいくつかの世界が形成され，彼らはそれぞれの世界の中で（基本的に対象との距離はとりにくい），その都度を生きる傾向を持つ。一方で彼らには，「自分という感覚」や共感的な眼（エンパサイジング）はどちらかというと育ちにくい。しかし思春期になって，周囲から社会適応的な自己像の確立（獲得）を迫られると，彼らは社会の中で自己をつつがなく機能させるために，たとえば格子の全体枠を統括するパネラーのごとき（俯瞰的な）視点を獲得する。そして彼らは，自分が持っている諸側面を総合的に分析し，その上で社会に合った自分の「部分」を活用しながら，適応を試みる。いずれにしても放射型人間が（1点を中心に）ごく自然に自己の統合作用を発揮しやすいのに対し，格子型人間はそのこころの構造上，恣意的に統合作用を発動させる必要が生じる。

　また格子型人間も，幾多の出会いの中でひとのこころ（愛情など）を知れば，その対象が自分にとって持つ意味を考えさせられる。そのような彼らは，根っから共感的ではないにしても，たとえばある環境（枠）の中では「ひととしての」役割を確立し，その枠の中では十分共感的な人間同士の付き合いができるようになる（自己イメージで言えば，金剛界マンダラのように，各枠に放射状ないし同心円状の構図が描けるようになる）。

　さて彼らは，放射型人間と異なり，異なった場面ごとに異なった「顔」を要請されるような生き方は比較的得意である。つまりこころの構造上，彼らの自己像は，必ずしもひとつに統合されている必要がなく，本来的には，それぞれの場面を超えた一貫性は（周囲からそれを求められなければ）気にしない。反対に，常に一貫性を持った自己像を持つことは，周囲の求める規範がよほど強いものでない限り，難しい傾向にある。

　これまでの臨床心理学が基準にした近代西欧型自己の確立は，放射型人間に比べると困難な課題となろう。恐らく彼らがこれに応じるには，パネラー的視点を意図的に持ち続け，かつすべての枠内の存在様態にも一貫性をもたせるといった統合志向性（ないし理性的な姿勢）が必要となる。ただそれで

も，このような意図的な統合志向性が多少でも減弱すれば，いくつかの自己像が並列することになる。

第3節　日本人の自己とは

　現代のわが国の青年のこころを理解するにあたり，もうひとつ考えなければならない視点がある。それはよく言われている日本人と西欧人との相違である。もちろん日本人にも西欧人にも，放射型人間と格子型人間とが，同じように存在している。しかし各人が期待され，そして求める自己像は，決して同じではない。

●西欧人と日本人の相違――成人のこころの様態から

　西欧人（成人）は，一般に確固たる自己の認識を持つ人々であり[80]，その源泉は，18頁で述べたように，唯一絶対の一神教にあった。その歴史を受け継いだ近代西欧型自己は，対象を認知する際，常にそれが自分にとっていかなる意味があるのかを分析し，同時に対象と適切な距離をとって自身の立ち位置を斟酌し，社会の中で理性的かつ一貫した行動を行える機能をもったものとなっていった。繰り返しになるがこのような自己には，常に確固とした固有の自己感が伴われ，同時に他者も固有の自己感をもつことを認知し，尊重する姿勢が伴われる。その構造をイメージ化すれば，中心を持った放射＋同心円状の構図で描かれやすかった。

　一方日本人（成人）は，もともと西欧人のような確固とした自己をもたない民族と言われてきた。むしろ強調されるのは自身が所属する集団（ないし「場」[108]）の和であり，一人の人間においても，家では家族の和，地域では地域のコミュニティにおける和，職場では職場の和が重んじられ，それぞれに自分の顔を持つ[41,80]。個人が属する集団（ないし「場」）同士はと言えば，基本的に独立した関係にある。つまり社会の側に，個々の「場」を超えた基準（規範）がない限り[110,121]，西欧社会のように確固とした自己像（こころ

の構造と機能）もとりたてて必要とされない。

　このようにみると，少なくとも日本人にとっては，臨床心理学が基準とした近代西欧型自己の自己像が絶対的なものになりにくく，放射型人間，格子型人間のそれぞれが，それぞれの「こころの構造」を活かした自己像を育む余地があったと言えるかもしれない。

●メランコリー親和型性格と日本文化

　ところで日本人には，律儀，几帳面といった国民性（日本的執着主義を体現し得る国民性：12頁参照）もまた強調されてきた。

　この特性は，精神医学では，おそらく「メランコリー親和型性格」に象徴されるものである[121]。この性格類型は，もともとドイツのテレンバッハ(Tellenbach, H.)[139]によってうつ病との関連で抽出されたものであり，具体的には几帳面，律儀，強い責任感，他者配慮といった面が強調される（105頁参照）。ところでこの性格の人間的な本質を探っていくと，秩序に対する強い結合性と，その秩序を自らが体現すべきであるといった高い自己要求に辿り着き[2]，そこから「場」における模範的な役割と一体化した生き方が浮かび上がってくる。つまりこの生き方は，「場」に適応する際にきわめて有効であり，先に述べた日本人に親和性のあることが確かめられる。

　ただここで注意しなければならないのは，これが国民性にまで普遍化されて述べられてきた点である。つまりこの生き方が，日本文化が育ててきたひとつの一貫した生き方であると見なされるようになった点である。普遍化され，一貫性を強調されている点においては，わが国のメランコリー親和型は，西欧型自己にも匹敵する。そこにはおそらく，場面を超えた一貫性を要請する文化があったのであろう（もちろん西欧型自己が理性を自らに引き受けながら生きるのに対し，メランコリー親和型では自身を対象に預けるという点で大きく異なる）。

●日本人青年の自己をめぐって——メランコリー親和型性格と近代西欧型自己

　第Ⅰ部第2章で述べた日本人の青年のこころをめぐる歴史から浮かび上が

ってきたことは，戦後，精神病理学や臨床心理学に従事する者が，日本人のこころを少なくとも2つの基準で論じてきた点であろう。ひとつが学問として学んだ西欧心理学に基づいた近代西欧型自己，そしてもうひとつが日本人の国民性と関連したメランコリー親和型性格である[註11]。この両者は，いずれも自己理想となる成人の「こころの構造と機能」であるが，先述のようにこの両者は，自身と対象に対する姿勢が異なる。日本人の青年像を述べる際の，当初からの混乱の一因はこのあたりにあったと思われる。

たしかに子ども時代から青年期に至るまでの発達課題も，1977年頃までは，その両者に基づく価値観に牽引されていたところがある。つまり近代西欧型自己の育成を取り入れた学校教育と，戦前から行われてきた「しつけ」の共存がみられた。

ちなみに原[35]は，「しつけ」という語に躾という国字があてはめられるようになったのは，室町時代以降で，武家社会に始まるものであろうという柳田國男の説を紹介し，その上で日本民族学が見出した「日本人のしつけ」は，あくまでも成長する個人を「○○らしさ」へと導く「仕掛け」であり，しばしば「村がら」(それは「家風」，「校風」，「社風」，「省風」でもある) に合う人間としての成長を期待するものであるという見解を述べている。そこでは「個」よりも他者配慮が美徳とされやすい。

なお，近代西欧型自己の確立にしろ，メランコリー親和型への「しつけ」にしろ，特定の形を志向する安定した価値観に支えられており，それが存在してはじめて，放射型人間であれ，格子型人間であれ，特定の一貫した自己

註11：とくにうつ病をめぐっては，日本人の唯一の基準をメランコリー親和型のそれに設定してきた感がある (104頁参照)。それは西欧の臨床心理学が，人間の唯一の基準を近代西欧型自己と設定したのと似た事情と言える。しかしここでも歴史を紐解いてみると，メランコリー親和型性格とはあくまでも武家社会において尊重された生き方であり，それ以前にも，また武士階級以外にも浸透していたという記録はない。メランコリー親和型性格を育んだと思われる日本家族の特徴 (戦後まで残存していた家父長的家族) をみても，それが一般家庭にまで及んだのは，明治政府の政策によるものであったという[132]。つまりメランコリー親和型性格は，特定の自己像を，日本文化が強く要請した際に選ばれたものであることを，常に念頭に置く必要があろう。

像への強い志向性が育まれ得る点を付言しておく。

● 放射型人間・格子型人間と自己理想像

　ここで改めて，生得的な発達要因の視点に立った放射型人間，格子型人間と，社会から求められる自己像との関連に目を向けてみたい。つまり生来的な素因と，社会が求める自己理想との折り合いの問題である。

　社会の側に，特定の自己像（自己理想像）が強く存在する時代には，放射型人間も格子型人間も，それを育むような教育（しつけ）が随所で行われ，青年期にもなれば自己理想の確立の問題に直面することになる。ここで問われるのが，生来的に親和性のあるこころ構造と，社会が求める自己理想像との相性なのである。しかしこれまでの臨床心理学や精神病理学では，この点に対する配慮が十分でなかったように思える。ともすると社会が求める特定の自己理想像を絶対的な基準として設定し，そこからはずれる現象を，一律に「異常性」として論じてきた傾向を否めない。（これに対して，密教が編み出したマンダラ図は，放射型，格子型人間のそれぞれに，いかなる自己像を求められても対応できるようなモデルを提示したものと考えられる）。

　現代の日本社会のように，社会の側の価値観が漠然としている時代には，これまでの臨床心理学や精神病理学のような，特定の自己理想像を基準にした方法論の限界が見えやすい。今こそ必要なことは，まずは放射型人間，格子型人間の特性を押さえた上で，個々に要請される環境の中での適応の道を探る方法なのではなかろうか（138〜143頁参照）。

第5章　現代人のこころの構造の理解に向けて
——格子型人間と放射型人間から

●自己理想の減弱

　第Ⅰ部の最後に，格子型人間と放射型人間という，人間が生来持っている「こころの構造・機能」と，社会が求めてきた自己像（自己‐世界像）の視点で，日本の青年の自己像の変遷を見直してみる。

　まず言えることは，1977年までは伝統的な日本人の自己像（日本的執着主義ないしメランコリー親和型）が根強く残っている中，子どもや青年が新たに西欧的な自己像の確立をも求められた時代のようであった。2つの自己像の並列という不自然な現象は，とくに青年に戸惑いを与えたようであったが（41頁参照），それでも求める自己像には確固としたモデルがあり，格子型人間，放射型人間を問わず，それが一定の自己理想となっていた時代であったと言えよう。先述のように，その中で重視されたのが，西欧心理学が見出した発達課題と日本人のしつけであった。しかしメランコリー親和型性格を育むためのしつけの場であった家庭では，家父長的家族制度が早くも消失した。また西欧型自己の確立を行なうために必要な学校や家庭も，そのための十分な機能を発揮したとは言い難かった。

　しかしそのような中でも，1964年以後は，近代西欧型自己の確立を取り入れた教育が少しづつ根付き，また青年たちの中にも，それを求める者が増えてきた（「個」を重視する文化が多少発展した）時代と思われる。おそらく放射型人間にとっては生きやすい時代であったと言えるかもしれない。

　諸家が注目している1977年という年は，社会全体が特定の価値観を共有し

得なくなった年といえる。つまり子どもたちにとっては，特定の自己像を要請されることが少なくなり，青年にとってはもはや近代西欧型自己やメランコリー親和型性格が共通の自己理想とならなくなった時期，そしてそれらを目指した自己の統合志向の必要性も減じた時期と括ることができよう。一方でこの時代，成人たちにはまだメランコリー親和型という幻が残存し，それゆえそこからはずれてしまった青年像が注目されたようであった。一方で臨床心理学や精神病理学の専門家は，この問題を主に（臨床心理学や精神病理学が暗黙の基準とした）近代西欧型自己の確立からの「逸脱現象」として，多少強引に解釈を試みた時代でもあった。

青年の視点で見ると，この事態はまた，自己像（こころの構造）の構築へ向けての危機をも意味していた。なかでも近代西欧型自己の確立要請の減弱化は，当時の青年たちのこころの構造のモデルを見失わせ，とくにそれが放射型人間にもたらした戸惑いは大きかったものと思われる。たしかにこの時期には，女性の間で「自己の構造と機能をめぐる病理」が前景化しており，それが境界例（境界型パーソナリティ障害）としての事例化であったのであろう[29]。また女性に限らず青年たちは，生来的にもっているこころの原図（放射ないし格子）をもとに，それぞれの自己像を築き得る自由を獲得した反面で，規範なき自己の構築を迫られ，必然的に自己不確実感を体験するようになったことは想像に難くない。市橋[62]は，この現状をめぐって，「自我拡散を示す症例が臨床の場で増えてきた」と述べている。

● **格子型人間優位の時代**

自己理想の減弱により，自己像を描く上での自由度をもった青年たちであったが，ここで注目すべきなのが，2000年以降のインターネット文化である。現在では，ほとんどの子どもは自宅に自室を持ち，インターネットの画面上での間接的なかかわりの中で，ある程度自足した生活が可能となった。これによって，以前に比して彼らには，周囲から社会参加への圧力を受けることも，自ら社会参加する志向性を育む必要性も低下している[103]。そこに身を置く限り，社会的な自己を問われなくとも生きられ，またそのような自己を

育む欲求もそれほど感じないで済む。同時に彼らは，インターネット世界の中で，自由に自己像を描ける時代になっているともいえよう。

　インターネットの世界は，タッチパネルの世界である。彼の世界は，好きなアイコンの配列によって構成されていく。それが自身の自己像であるかのように生きられる。格子型人間にとっては，まさに得意とする世界である。彼らの場合，それぞれの枠（環境）の中で，十分共感的な（双方向性の）人間同士の付き合いを育む必要性を，さらに自覚しにくくなったといえよう。つまり（自己イメージで言えば）彼らは，格子の各枠の中に放射＋同心円の構図を描く絶対的な必要も感じず，こうして出来上がっていく自己構造は，（たとえ彼らがエンパサイジングの動因を持っていても）ますますタッチパネル化してくる可能性がある。ともするとこれは，先述のASD（PDD）型自己に近似したものになりかねない。2000年以降，巷でASD（PDD）者が注目され始めたのも，またその増加の印象が持たれるのも，このように考えると理解しやすい。

　しかしいくらインターネットが普及しても，人間社会は脈々と続いており，成人になればその社会の中に足を踏み入れる必要が生じることもまた否定しようのない事実である。そこでは，人間相互のこころの理解が必要性となり，そのためにも社会的な自己を持たなければならなくなる。そのためにも青年期までに，社会的な自己像を確立（獲得）しようという志向性（自己の統合志向性）を十分に育んでおく必要があるのである。それが十分でなければ，彼らは成人を前にして大きな戸惑いをもつことになろう。放射型人間も格子型人間も，「今を一生懸命生きる姿」に自己理想らしきものを見出すしかなくなっているようにも思える。第1章で述べた「明るく，元気で，前向きで」という自己表現は，そのような青年の戸惑いを一時的に解消してくれる「呪文」とはなり得ても，その背後には自己不確実感が伴われているのである。

第Ⅱ部
現代青年の自己をめぐる病理をどう理解するか

第Ⅰ部では，戦後および現代の日本における，青年の自己をめぐる問題を，従来の臨床心理学や精神病理学に捉われずに概観した。学生相談室という場は，まさに青年の，このような自己をめぐる種々の問題（病理）と遭遇する場である。したがってそこでの任務を遂行するには，青年の自己をめぐる病理現象もまた見直し，現代に適した理解の仕方をすることが必要となろう。ここでは数ある精神症状の中でも，自己概念を基盤として確立されてきた精神現象である解離，離人症，そして統合失調症性の精神症状を取り上げる。これらの症状ないし病理概念は，19世紀から20世紀の心理学・精神医学の土壌の中で抽出され，洗練されてきたものであるが，今なお臨床の中で一定の輪郭を保って存在している。それどころかこれらは，精神科医や臨床心理士が共有する基本的概念でもある[註12]。

　第Ⅱ部では，青年期にみられる解離，離人症，そして統合失調症性の精神症状のそれぞれが，自己にとって持つ意味を述べる。その際には，これらの概念の成立と変遷の歴史を振り返り，それぞれの概念で問われる自己とは，いかなる質のものであったのかを整理してみたい。そしてその上で，現代の青年にみられやすい漠然とした精神状態（診断的には適応障害としか言いようのない現代青年の精神状態）を，改めて自己の病理から見直し，彼らの苦悩の本質に迫ってみたい。

註12：現在，学生相談室などで遭遇する精神症状の代表といえば，不安とうつであろう。しかしのちに述べるようにこれらは，自己（こころの構造）とは直接の結びつきのない精神症状であり，かなり生物学的な現象と考えられる。現在これらへの主な対応が薬物療法となっているのも，それを物語る。なお不安うつに関しては，第Ⅲ部で触れる。

第1章 解離について
──自己と意識の病理をめぐって

第1節 解離とは,意識とは,意識の病理とは

●解離と自己

　解離とは,本来統合されていて,しかも一貫性があると期待される,ひとりの人間としての諸機能が障害を被る精神現象のことである。最新の診断基準であるDSM-5[6]の記載を見てみると,その統合性と一貫性の問題は,意識,記憶,同一性,情動,知覚,身体表象,運動制御,行動などあらゆる領域に及び,解離とは,それらの正常な統合が破綻したり不連続になったりした現象とみなされる。一方で心理学や精神医学の歴史を紐解いてみると,解離は神経症の中に含まれていた現象であり,それどころか神経症論の巨匠であるジャネもフロイトも,解離を端緒にそれぞれの神経症論の展開を行っている点が注目される。このようにみると解離は,自己概念と切り離せない現象であるということになる。

　しかしここで,心理臨床や精神科臨床に携わる者が違和感を覚えるのは,DSM-5では,どこにも「自己」という用語が見当たらないことであろう。実はこれは,DSM-III(1980年)からの神経症概念の消失と軌を一にしており,特別な成因論を排除しようという精神医学の世界的な流れを受けたものである。ここでいう特別な成因論とは,20頁で示したように,臨床心理士や

精神科医が暗黙のうちに前提としてきた近代西欧型自己（という特定のこころの構造と機能）を前提にした考え方を指す[註13]。

しかしそれでも，解離症状のルーツを考えれば，「自己」ないしそれに相当する概念は必要である。とくに志向する自己像が曖昧な現代では，特定の形態の自己ではなく，より汎化できる「自己」ないしそれに相当する概念が必要となってくる。そこで注目されるのが，DSM-5の記述の中にもある「意識」という用語である。これは歴史的にみても「自己」との関連が強い概念であるし，とくに解離と「意識」とは切っても切り離せない関係にあったと言えるからである[註14]。そこで解離症状をよりよく理解するために，精神医学における意識と自己との関係について，みておくことにする。

● **意識と自己**

医学全般的な視点に立つと，意識には「覚醒」，「気づき（対象認知）」，「自己認知」とった意味が重層している。一般医学ではおそらく「覚醒」ないし「気づき（対象認知）」という側面が重視され，精神病理学（歴史的に現象学も含む），さらには臨床心理学となるに従い「自己認知」という意味の比重が増してくるものと思われる。

ちなみに現象学的に「意識」を記述すると，「自己の状態と周囲の状態を知っていること，それらに気づいているありさま」となる[66]。ヤスパース(Jaspers, K., 1913)のより具体的な「意識」の現象学の記述によれば，「現

註13：これはとくに，フロイトの築いた臨床心理・精神医学の流れを意味する。彼による解離（ヒステリー）の発生機序の解釈も，近代西欧型自己像の獲得と維持に向けての統合志向性が，何故に機能しなくなったのか，という点に注がれている。ちなみに解離をめぐるこの論こそが，彼の精神分析学の体系の礎になったといえ，彼による著述，「防衛 - 神経精神病」（1894年），ブロイアーとの共著「ヒステリー研究」（1895年）は，まさにそれを物語っている。そこで初めてフロイトは「転換（Konversion）」という用語を使用し，彼はこの言葉で，それまでの生物学な見方を離れて，（発達史の中で築き上げられた）こころの機序の解明へと，臨床と学問の方向を変えさせたのである[149]。

註14：DSM-5の記載のうち，意識と同一性とは，元来，自己との関連で発展してきた概念であり，精神病理学的に言えば他の領域と同列に並べて記述することは相応しくないのかもしれない。

在の瞬間における精神生活の全体」を指し，それは第1に体験をこころの中に持つこと，第2に対象の意識つまり何ものかを知ること，そして第3に自己反省つまり自分自身の意識からなっている[69]。このように意識とは，自己という概念と緊密，かつ錯綜した関係にあることがわかる。ただ現象学では，自己機能をかなり重視しながらも，あくまでも自己を意識の一側面と捉えている点は押さえておく必要があろう。

一方，フロイトの流れを汲む臨床心理学（精神分析学）をみてみると，意識と自己とは関連づけられてはいるものの，両者の位置は逆転し，意識は自己の構造・機能の中に包摂されている点に注意を要する。この領域では，「意識，前意識，無意識」（23頁，註4参照）という自己システムのひとつとして意識は位置づけられ，しかも無意識を重視したフロイトの理論では，意識はそれほど重要な位置を占めなかった[102]。つまりあくまでも近代西欧型自己の確立・維持を重要なテーマとした彼の理論では，「意識」は，自己構造の一部の現象と理解されるに過ぎなかったのである。

● **自然科学における意識と自己**

以上のような関係を持つ意識と自己であるが，いずれもこころの機能を総体的にとらえた概念であることには変わりはない。残念ながら，自然科学的なエビデンス重視（24頁にも記したように，自然科学では種々の局面ごとのエビデンスを集積させていく方法論をとる）の現代精神医学では，両概念は捉えにくい現象として，言及を避けられている感がある。ただ意識という概念は，現在，一部の自然科学において注目を集めつつあるのも事実である[135]。とくに神経現象学という新興の学問領域において意識は，中核概念となっている（この学問領域の名称を見ても分かるように，この分野における意識とは，先述の現象学の流れを汲んだものである）。

豊島[140]によれば，意識とは「当人自身に時々刻々，主観的・直接的に体験・覚知されている内容総体と，その内容を形成する脳機能を指す」という。もう少し詳細に記述すると，それは①当の意識によってのみ体験・知覚され（私秘性），②体験全体は五感の知覚，表象，記憶，思念，言語，感情，欲

動，意志などの諸要素に分節可能で，③その諸要素は各々が実感と意味感を帯びて体験されており，④それらの諸要素で構成されながらも総体は意味的に調和した一つのまとまりとして体験されており（全一性・意味的統合性），⑤内容全体の各部には注意強度や明晰性の程度に焦点－縁という勾配があり，⑥覚醒度に応じて内容と広がりが変化し，⑦数十ミリ秒から数百ミリ秒の（厚みのある時間）の中で成立しつつ，⑧状況に応じて，時々刻々，しかるべき方向に変化していくが（可変性），⑨各場面は一つのシーンや，その集まりであるエピソードとして記憶され，後に想起されることもある，といった現象として捉えられる（傍点は筆者による）[140], 註15)。

　この見解は，自然科学的なエビデンスを現象学的な視点に取り入れたものであり，われわれに，意識をめぐる病理をより客観的に理解する道を開いてくれるものでもある。ただ解離という病理を理解するには，ここで記述された意識の現象学と自己との関連を明らかにしておく必要があろう。換言すれば，かつてのヤスパースの現象学で記述された自己という概念は，神経現象学の視点ではどうなっているのかということである。そこで鍵となるの

註15：参考までに，神経現象学的アプローチ[147, 157]の考え方（脳の生理的現象）を記載しておく。この分野における基本的な考え方は，Neural correlates of consciousness（NCC）という神経生理学的モデルの想定にある。そこではまず，知覚，保持・再生される記憶・視聴覚イメージ，言語活動やその瞬間の作業意図，感情・欲動などの諸要素は，それぞれ当該脳部位に散在するニューロン群の発火のパターンで表現され得る。そしてこれがNCCに参入されて「意識」が生起するのであるが，そこでは①数十ないし数百ミリ秒の時間枠内で，さまざまな周波数帯でニューロン群が律動的に発火し，②それらは皮質-皮質間あるいは皮質-視床間の広範な双方向性結合を介して，他の多くの局所的・要素的発火パターンと相互作用し，③その結果（NCCに参入した）すべての局所的・要素的発火パターン群は各時間枠内で分割不能な一つの形に融合し，全体として統合された発火パターンが形成され，④逆にそれによって局所的・要素的発火パターン群は活動を賦活・抑制・修飾される。そして⑤こうしたNCC発火全体の時空間構造がその瞬間ごとに，個体の生存に最も適した形に再帰的に収斂するのであるという[140]。

　ここで注目したい点は，「個体の生存に最も適した形に再帰的に収斂する」という点である。この部分は実験心理学的に言えば学習による効果が期待される過程と考えられる。つまりひとにとってそれは，（社会の中における）しかるべき意味的統合の重要性を意味し，さらに心理学的に換言すれば，ひとは誰しも，社会的な存在であるための「自己の統合志向性（37頁参照）」を（こころの機能として）持ち得ることを意味する。

が，全一性・意味的統合性という概念であろう。ここでいう意識を構成する意味的統合性とは，その都度の体験を，自分にとっていかなる意味を持つのか定位しようとする統合的機能を指すものと思われる。しかもそれは，総体として「意味的に調和した一つのまとまりとして体験され」，自分とも社会とも調和のとれた体験様式となるような機能である。これは心理学的に言えば（一貫性を持ち，かつ社会の中で安定性を持った）自己感をもたらす機能と考えることができよう。このようにみると神経現象学の領域では，意識の特性の中でも，とくに意味的統合性という機能が働いた時に，ひとは自己感を体験すると理解できそうである。

● **ジャネの解離論——自己のもつ統合志向性の重視**

解離という現象は，まさに意味的統合性を前提とした病理であるといえよう。

ここで注目されるのが，フロイトではなくジャネ（1859〜1947）[70]の解離論である。ちなみにジャネの理論は，21世紀の現在，精神医学や心理学の分野において，俄かに再評価されている。何よりも彼の理論は，先に示した（近代西欧型自己にとらわれない）意識論や自己論と符合しているのである。

ジャネは1880年代に，18世紀の哲学者 Brian, M-D. の理論を継承してヒステリーの夢遊に注目した。Brian とは，「人格的自我の存在感覚」の起源を求めて，まさに今日の解離の問題に繋がる問を立てた人物である[30]。ジャネは Brian の求めた課題を追究するにあたり，まず意識と下意識（sub-conscience）の平面を区別したうえで，この二つの平面を統合する機能を想定し，それを全体的な自己と考えたようであった。例えば，「見る」という行為自体はあくまでも下意識の行為である。一方でその都度の「私（言語では je）」という感覚は意識に属する。ジャネによれば，下意識の「見る」という行為が，そのときの「私」の意識を介し，全体的な自己に統合されると，見るという行為が私に固有な感覚として（固有な感覚に統合されて）感じとられるようになる。つまり，自己が下意識と意識を「私は見る」という形で統合していることになる[註16]。神経現象学の考えでいえば，ジャネのいう自

己は，意識の意味的統合性の機能に相当する。

　さてジャネの理論のさらに興味深い点は，ひとの精神生活を俯瞰して，それを階層的に捉えている点である。彼によれば精神生活は本来，心理自動現象（automatismes psychologiques）と名付けられる心理的諸要素によって構成され，これらの諸要素はいずれも，決まった刺激状況にむけられた表象と情動を包括する複雑な行為傾向からなっているという（それは下意識のこともあろうし，そこに「私」という意識が伴わることもあろう）。しかし通常これらの心理自動現象は，より全体的な自己（上位の「自己機能」）に統合され，意志の統御を受けている。しかしここでもし心理力（force psychologique）が低下して心理緊張（tension psychologique）が緩むと，下位の心理自動現象が現れてしまう。つまり（意識の最高位の）自己機能が低下すると，それまで自分という人格に結び付けられていた観念の結合ができなくなってしまうのである。ジャネは，心理自動現象が人格全般に及ぶのが精神衰弱，部分的にとどまるのがヒステリーであると考えたのである[3, 28]。

　換言すればジャネは，自己の維持（しかるべき意味的統合作用の発動と維持）には，相応の心理力，つまり精神的エネルギー（80頁参照）が必要であり，それが低下すると誰でも，また自然な経過として心理自動現象が生じ得るとみたともいえる。フロイトと異なりジャネは，特定の「こころの構造」を仮定していないし，解離現象の原因を特定の「こころの構造」に影響を及ぼす幼児期の体験に求めようとはしていないのである。その意味で彼の解離論もまた，中立的な視点をとっていると言えよう。ただそれでもジャネの理論で一点だけ見落としてはならないのが，（いかなる形であれ）自己の確立と維持（つまりかなり強靭な意味的統合作用の発動と維持）が，ひととしての前提に据えられている点である。

註16：おそらくジャネのいう「私」という意識は，あくまでもその都度体験している（つまり一回性の）私の感覚であり，社会の中に存在する「主体としての自分」にまでは至っていない。そうなるためには，神経現象学でいう「④（総体が）意味的に調和したひとつのまとまり」として認識される必要がある。そこにまで到達させるのが，ジャネの言うより全体的な自己というものに相当しよう。

第2節　現代の青年にみられる解離現象の理解

●現代の青年の適応障害と解離——事例提示

　以上を押さえた上で，現代の青年の間で見られ得る精神現象を考えてみよう。

　現在の日本では，子どもたちに対する近代西欧型自己，メランコリー親和型自己像構築の要請はかなり減少し，一定の形態を持った自己像へ向けての統合志向性を育む学習が行われる機会も減少した。しかし一人の成人としては，なんらかの自己の形態を持っていることは必要である。

　神経現象学的にみれば，誰にでも十分な意味的統合性が機能していることが必要といえよう。心理学視点に立てば，社会を生きるためには誰にでも，一定の自己像への統合志向性が機能できることが必要といえよう。現代の青年の危機のひとつは，ともするとそのような統合志向性を育まれることのないままに青年期に至り，そこではじめてなんらかの自己の獲得の必要性に直面することにある（第Ⅰ部参照）。そのような彼らが呈する自己をめぐる精神症状は，一定の自己へ向けての統合志向性が乏しい分，かつてほどは明瞭な形態をとりにくい。あえて診断するとしても，せいぜい適応障害という範疇にとどめざるを得ない。しかしそれでは彼らの心理状態を理解することはできない。そこでここでは，「現代の解離」という側面から，実際の事例をみてみたい。

事例提示　S子　21歳　女性　大学生

　S子は大学3年生である。友人から「ここのところ気分の波が激しく，ときどき記憶を失っているときがある」と心配され，学生相談室を訪ねてきた。彼女に会ってみると，困惑した様子もあまりなく，「なんかこの頃，気分のコントロールができないっていうか（私）変なんですよ」と他人事のように語る。彼女の「悩み」を尋ねても，「そんなたいした悩みはないんですけど，食べたいと思うと止まらなくて，で，吐くんですね」。その行為に関する記憶は「あったりなかったり」，意識変容に関する質問には，「言われてみれば，

現実味はない」という。そしてそれらについて彼女は,「これでは就職もできないから困るんですよね」と述べていた。

とにかくＳ子はとらえどころのない人物である。しかし症状を列記すると，健忘，意識変容，過食嘔吐，気分の変動がみられ，さらに質問を進めると，離人症様症状，衝動行為，過呼吸なども存在していた。しかしいずれも確固とした症状とまではいえないものであった。たとえば目下の彼女の最大の悩みは過食嘔吐であるというものの，その力点は，現在同居している弟にそれをみつからぬよう苦労していること（部屋にバケツを持ち込んで嘔吐をしており，吐物の処理に難儀している）であり，きわめて刹那的なものである。ただ現在の彼女は,「友人とそれなりに楽しみたいけれど，コロコロ変わって，ヤバイ奴と思われたくない」,「異性関係に燃えたいけれど，覚めやすくて困る」とも語っており,「自己の一貫性のなさ」に問題意識は持っており，意識の連続性のなさ，自身の連続性のなさには苦痛を感じているようであった。その意味で，彼女には解離様の病態（意識の連続性のなさ）がみられているとも解釈された。

母親によるとＳ子は,「幼い頃から感情の波が激しく，妙に素直で聞き分けのよいとき，嫉妬深いとき，被害的なとき，攻撃的なときがみられた」という。また友人関係は,「広く浅くみられ，その都度を楽しんでいる」という。そのようなＳ子を母親は,「気移りは心配だったけれど，本人が楽しければそれでよいと思っていた」とも語っている。筆者が母親に,「気移りに関して親として，何らかの対応をしたことがあるか」と尋ねると,「注意するとへそを曲げるので，本人に任せてしまったのがいけなかったのかもしれない。中学でも高校でも，友人関係について学校から指摘されたことはなかったので，親もついつい油断してしまった」と述べていた。ちなみにＳ子は，高校時代には部活動に参加していなかったが，大学入学後はサークルに所属し，種々の精神症状はその人間関係の中で（１年時より徐々に）事例化していたようであった。

Ｓ子に対しては，精神状態の安定化をはかる目的で，負担となっていると思われるサークル活動および就職活動から距離をとることを目的に，１カ月間の自宅療養を勧めた。しかし彼女はその間も友人と頻回に連絡を取り，症状の解消にはなかなか至りにくかった。

事例提示　Ｔ子　21歳　女性　大学生

　Ｔ子は，頻回のリストカットがみられたため，付き合っていた同級生に連れられて健康管理室を訪れた女子学生である。彼女の前腕には十数本の切り傷の痕跡が認められた（彼女の服装には，とりたてて傷を隠す工夫もなく，腕は露出されていた）が，彼女にリストカットについて尋ねても，「切っているときの記憶がない」という。しかしそれでいて困惑している表情もそれほどない。ただ「ここのところ苦しくて，体中が緊張している。夕方からひとりになると過呼吸が起きて，気が付くといつのまにか手首を切っている」とのことであった。彼女の言葉は少なく，感情の表出も乏しい。全体として漠とした印象である。

　Ｔ子は，両親が共働きであったため，主に祖父母によって養育された。幼い頃から言葉が少なく，わが道を行く子ども，勉強とスポーツには熱心であり，近所のスポーツクラブ（母親によればかなり自由度の高いクラブ）にマイペースで参加していた。中学や高校では問題を指摘されたことはなく，母親は「のびのびと順調に育っていると思っていた」と語る。またＴ子は鉄道が好きで，ひとりで電車に乗っては窓の外を見ていれば飽きることはないという。現在，自宅には小遣いを集めて買ったＮゲージの鉄道模型があり，「彼氏といるとき以外は，模型で遊んでいる」とのことであった。彼女には数名の同性の友人がいたが，鉄道の世界とはまったく切り離して付き合っているという。

　Ｔ子のリストカットは，その後も頻回にみられた。そのため精神科に入院したが，その途端に「緊張感が取れて楽になった」と語り，病床ではひとり淡々と本を読む姿が目立った。後に判明したことは，彼女の緊張は，付き合い始めた同級生とともに過ごす時間の増大（相手の男性のペースに流されていた感がある）と，ゼミ仲間との関係の緊密化，「（成人としての立派な）人格形成を要求する」ゼミ担当教師の「無言の圧力」が原因であったと言う。また彼女は，「これまで自分自身について考えたことはなかったので，ゼミの先生から自分を磨けと言われても戸惑うだけで，身体全体が緊張してしまう」とも述べていた。ちなみに彼女に対しては，ゼミの変更で対応した。その結果，彼女にみられた症状は比較的急速に改善された。なお彼女は，筆

者の勧めにより一人で鉄道模型で遊ぶ時間を増やし,「危機的状況を察知したときには,一旦模型の世界に入り込む」生活スタイルを確立しつつある。(彼女自身が,このような世界を「生活表の一区画」として持つことで,安心できると語っていた)。

事例提示　Z氏　20歳　男性　大学（法学部）1年生

　Z氏は,大学の講義の時間中に,郊外の人気のない「海辺を放浪」しているところを近所の住民に通報され,警察に保護された。警察の職務質問に対して,「景色がよいから歩いていた」,「別に目的はない」と述べたが,要領を得なかったため大学に連絡され,この事態に対応した大学の学生課の職員を介して,筆者の外来に紹介されてきた。

　筆者の質問に対し彼は,「別に悩みがあるというわけではない」と語るものの,茫呼としており,思考も緩慢であった。約30分,解離,離人,夢幻様状態などに焦点を当てた質問を行なったところ,「夢か現実かと言われれば,ここのところ分からなくなっているかもしれない。でも現実だと思う」,「記憶が欠けてはいないと思うけれど,記憶が薄い感じもする（細かく聴取すると,短時間の記憶の欠損が複数存在していた）」,「頭はまとまらない」,「周囲の感覚も,行動の実感も薄い感じ」などと語られていた。法律家になることに関しては,「抵抗はない」と述べるが,どこか受動的（自動的）に語っている印象が持たれた。

　Z氏は地方の弁護士一家に長男として誕生した。幼少時からマイペースな子で,自分の興味のある事柄には食事もとらずに没頭する反面,興味のないことにはまったく手をつけなかった。友人関係は受動的（誘われればそのままついていくといった印象）で,交友関係に積極的な興味を示さなかったという。なお両親は教育熱心であり,中学と高校は都会の進学校に通わせていた（祖父母宅に預けていた）。母親はZ氏の「刹那的な生き方には困っていたが,大人になればなんとかなると思い,目をふさいできた」と自身を反省している。大学入試に当っては,Z氏自身の強い意志はなく,なかば受動的に「親と同じ職業に就こう」と法学部を選択（本人によれば「法学が好きなわけでも嫌いなわけでもない」),しかし1年目の受験は失敗し,1年間予

備校に通った。現在Z氏は，高校や予備校の交友関係を振り返って「楽で楽しかった」と語るが，その内実は「皆いい加減な奴ら。真面目に考えるタイプではなくて楽であった」という。

　数回の面接を進めている中で，以下のようなことが判明してきた。大学入学後の彼は，「法律家になるという目的意識のある仲間に囲まれ，一気に苦しくなって，頭が麻痺した状態」に陥ったようであった。また彼には「自分の世界」と呼べそうなものはいくつかあり，いずれも「それなりに楽しい」という。ただ「全体として自分がどのような人物なのか」ということに関しては，「ほとんど考えたことがない」と述べていた。彼には，初診時にしばらくの間休学を勧めたが，1週間後には「もうまったく大丈夫」と，何事もなかったかのように述べ，そのまま通い始め，約2カ月後には通院が中断となった（73頁へ続く）。

● **事例における状態像の特徴**——3事例の解離様状態とその共通点

　3事例の状態像は，複数の精神症状の中に，しいて言えば解離症状が浮遊している印象がもたれる。しかも本人自身も当の症状にそれほど問題を感じていない点も特徴である。筆者の臨床経験では，近年の青年において，このようなケースはそれほど珍しくない。

　さて，3事例の診断は，適応障害に留めざるを得ないが，ここでは診断を離れて3人の人間としての特徴をみてみると，彼らには面接の中でも自己に関する語りが極めて少なく，筆者には漠とした人物に映った。つまり3人とも，確固たる自己が築かれていないことが推察された。さらに生活史を振り返ると，彼らには幼少時から高校年代まで，明確な自己像を要請されたことがなかった。それどころか本人及び母親の陳述によれば，一定の自己像へ向けての統合志向性（ジャネの表現を援用すれば自己機能，神経現象学を援用すれば意味的統合性）そのものを積極的に育まれたこともなかったようであった。S子は刹那的な友達関係をその都度楽しみ，それに対して母親は注意することを避けていた。T子は自由度の高いスポーツクラブにマイペースで参加し，そのことを仕事で多忙であった母親は，「のびのびと育っている」

と思っていたという。Z氏は刹那的な友人関係を持ちながら，自分の好きな世界をマイペースに過ごすことが多かった。

3事例に意識の連続性の喪失，記憶の喪失といった現象等が顕在化したのは，全員大学入学後であった。S子はサークル内での濃密な人間関係の中，T子は異性およびゼミ仲間との濃密な関係，そしてゼミ担当教師からの熱意ある人格形成の教育，Z氏は目的意識を持った仲間集団への参入がその誘因になっていたものと思われる。彼らにしてみれば，突然，自己の構築の課題，さらには（一人の人間として）自己の統合志向性そのものの必要性に直面したことが容易に想像される。彼らの解離様状態は，このような困惑の中で生じてきたものと思われる。ただしもともとの自己感に乏しかった彼らにしてみれば，自己の一貫性の欠如そのものを悩む姿勢にも乏しかったものと思われる。

●事例における解離様状態の特徴──S子と放射型人間らしさ

解離様症状（意識の連続性や記憶の喪失），およびそれが出現した経緯で共通点のあった3事例であったが，彼らは一人の人間としてみた場合，全く異なる印象を筆者に与えた。それは筆者の対応の方針，それに対する患者の姿勢にも反映されていた。結論から言えば，S子には放射型人間，T子やZ氏には格子型人間の生き方（および「こころの構造」に基づいた精神現象）の特徴が，かなり明確な形で認められた。

S子は，基本的には放射型人間であると思われる。彼女は他者との交流が（生来）盛んであり，常に他者への接近を試みている。彼女はその都度展開される人間関係に惹かれ，おそらくその都度の自分を感じながら生きてきた可能性がある。つまりジャネのいう「私（je：その都度の私の意識）」は，彼女の場合自然に成立していたものと思われる。しかし前述のように，そこから社会適応的な一貫した自己感までは発展しておらず，逆にそのような自己を求められる環境を避けていたようでもあった。彼女の生活は，必然的に刹那的となり，交友関係は「浅く広く」といったものになっていた。

これを受けて筆者の対応も，まずは一時的な人間関係の遮断と，それによ

る諸症状の軽減を試み，その中で徐々に一定の自己像の確立ないし獲得（自己の統合志向性の育成と，その上での彼女なりの自己像の成立）を考えた。しかし彼女の他者への接近欲求は強く，なかなか環境のコントロールが困難であり，解離様状態も改善しにくかったのが現実であった[註17]。

このようにみると，S子の解離様状態の全体像の中にも，またその経過にも，かなり放射型人間の本来の特徴が露呈していることがうかがわれた。

●事例における解離様状態の特徴──T子，Z氏と格子型人間らしさ

T子は，基本的には格子型人間であろう。彼女は他者との交流に，生来あまり興味を示さず，常に自分のペースで興味のある世界に身を置いてきた。（彼女の場合，アスペルガー症候群も疑い，幼少時の特徴を本人と母親から詳細に聴取したが，その特徴を満たすほどではなかった）。彼女は自分自身について考えたこともなく，また自分の感情表出もあまりなかったようである。このような彼女には，ジャネのいう私（je）はあまり成立せず，その都度の場面を，むしろ受動的（自動的）に生きていたものと思われる。ところで格子型人間の特徴は，構造的にも機能的にも自己の統合作用を自然には発揮しにくく，あくまでもそれは二次的な作業となる。前述のようにT子の場合，この二次的な作業，たとえばパネラー的な視点（38頁参照）の育成や，特定の場面内での自己感（38頁参照）は育まれておらず，逆に彼女はそのような作業を回避できる環境で生きてきたようであった。

以上を受けて筆者の対応も，まずは現在の環境の一時的な回避と（自己イメージでいえば格子の別の枠への移動），それによる諸症状の軽減を試みた。同時に彼女にとって「楽な環境」（その場面内での自己の確立を行いやすい一定の環境）を模索し，それを利用した今後の社会適応を考えた。たとえば

註17：S子の他者接近欲動はなかなかおさまらなかったが，大学4年時に就職が決定すると，自然にそれが目立たなくなった。ここで特記すべき点は，それとほぼ同時に解離様状態や摂食障害もまた自然に改善された点である。少なくとも大学卒業時には，過食・嘔吐は半年以上認められていない。本人の陳述によれば，「なんか，自然に食べないでもすむようになってきた」とのことであった。

彼女の精神症状は，一過性の入院や「鉄道模型世界への没入」により急激に消失し，彼女自身もそのような環境を「生活表の一区画」と称して，今後の日常生活の実践の中に自ら組み込もうとする意図が認められた[註18]。このようにみると，T子の解離様状態にも，またその経過にも，かなり格子型人間の本来の特徴が表出していることがうかがわれた。

Z氏もT子と同様，格子型人間と思われる。彼は他者との交流に積極性はなく，自分の興味のある世界に身を置いてきており，また自分がどのような人物なのかをほとんど考えなかったという。やはり彼の場合，ジャネのいう私（je）はあまり成立せず，その場面を受動的（自動的）に生きていたものと思われる。彼においてもT子同様，パネラー的な視点の育成や，特定の場面内での自己感は育まれておらず，逆にそのような作業を回避しながら生きてきたようであった。

彼に対する筆者の対応は，まずは現在の環境からの遮断と，それによる諸症状の軽減を試みることにあった。たしかに彼は，1週間の休学により，精神症状が急激に消失し，何事もなかったかのように授業に復帰していた（この変転には筆者も驚かされた）。一方で，少なくとも一定の自己像を必要とする法律家を目指す彼の進路には，筆者自身違和感を禁じ得ず，法律家としての自己像の確立の可能性を探ろうとした。しかしその矢先，彼の治療は中断となったのである。わずかの治療期間ではあったが，Z氏の解離様状態の場合，やはりその全体像にも経過にも，かなり格子型人間の本来の特徴が表出していたと言えよう。

2000年以降，市民権を得てきた格子型人間の生き方であるが，今後，成人を前にした大学時代に，T子やZ氏のような事例が増加することが危惧される。

● 現代の青年からみえてくる解離とは──第1章のまとめ

以上に提示した症例は，現代の青年の中でも，一定の自己像へ向けての自

註18：T子で特記すべきことは，頻回に認められた自傷行為も，このような対処方法の確立とともに，自然にみられなくなった点である。

己の統合志向性が育まれていなかった一群といえよう。もちろん現代の青年においても，これまでの精神病理学的な知見が重ねられてきた解離性障害（解離症）[123]の病態は少なからず存在する。ただ，以下のことを念頭に置いて臨床に臨むと，現代の青年のこころの問題（不適応）の理解が，いっそう進むものと思われる。

① 解離という精神症状は，自己機能の低下（ジャネ），意味的統合の機能不全（神経現象学）によって生じる，自己の諸側面における連続性の障害として括られる病理現象といえる。それは，近代西欧型自己といった特定の自己を前提としなくとも理解できる現象である。

② 社会で生活する人間には，必ずと言ってよいほど意味的統合の機能が十分に発揮されることが期待され，解離という現象が病理的な意味をもってくるのも，そういった前提があってのことである。

③ 現代の日本では，以前に比して一定の自己像の構築の要請が，家庭や学校の教育の中にみられにくく，そのような自己像へ向けての統合志向性や，意味的統合の重要性の認識が乏しいまま青年期を迎える者が増えてきた印象がもたれる。

④ そのような青年も，成人になるにあたってどうしても自己機能（ジャネ）や意味的統合の十全な発揮が期待される。その際に彼らは適応障害を示しやすいが，その内実は自己機能ないし意味的統合の不全（自己ないし意識という舞台で展開される精神現象）として理解できる。しかし一定の自己像へ向けての統合志向性自体が曖昧な分，典型的な解離症状は呈しにくく，現象的には漠としたもの（解離様状態）となる。

⑤ 現代の青年における漠とした解離様症状も，よく観察するとその病態の中に，放射型人間，格子型人間の生得的な特徴が認められ，治療や対応の際には，それぞれの特徴を考慮に入れる必要がある。

第2章　離人症について
――自己とその内省の病理をめぐって

第1節　離人症とは

●離人症とは

　解離以上に「自己」という概念そのものに患者が直面し，苦悩する症状（病態）として離人症が挙げられる。

　離人症とは，ICD-10[151)]にならえば，以下のような現象を指す。すなわち，「自分自身の精神活動，身体および／または周囲が非現実的で，疎隔され，あるいは自動化されているかのように感じられ，質的に変化している。さらに，もはや自分自身で考え，想像し，思い出しているのではない。自分の運動と行動が何か自分自身のものとは違うと感じられたり，自分の身体が生気なく分離されているように思われたりする。また周囲は色彩と生命感を欠き，人工的にみえる。症例によっては，患者はあたかも自分自身を遠くから眺めているかのように感じる。情緒が消失したという訴えは，もっとも頻繁にみられる」。これをみても離人症は，身体，精神，社会にまつわる自己感覚の質が問われる病態なのである。

　この病態は，残念ながら現在の精神医学や臨床心理学の場面ではそれほどまでには注目されていない。それはこの感覚が自己そのものにまつわる抽象的な体験であり，患者自身による言語化が難しいからであろう。しかしそれ

でも症状としてみれば，離人症は抑うつ，不安に次いで3番目に多い精神症状とも言われ[33]．一般人を対象にした調査でも，調査年代に開きがあるもののその出現頻度が39〜75％と報告されている。学生相談室等でこの病態（症状）に注目する必要があるのは，離人症の好発年齢が10歳代後半から20歳代であり，まさに青年のこころの病として看過できないものであるからである。

● **離人症の歴史**

そこで離人症という病態をより理解しやすくするために，まずその概念の発展の歴史を簡潔にみておく。離人症とは，Krishaber（1873）が「névropathie cérébro-cardiaque」として記述した病像を，Dugas（1898）が"depersonalization"と名づけたのに始まる。ただこの表現自体は，スイスの哲学者 Amiel（1821-1881）による「アミエルの日記」の中にあり，そこには「私にとってすべては奇異なものになった。私自身は自分とは別の人間として自身の身体の外にいる，私は離人化され（depersonalizé），離れ去ってしまった」と記載されているという[21]。その文化的背景を考えれば，まさに理性が絶対視され，人間の生きる姿として近代西欧型自己が求められる時代であったといえよう（18〜20頁参照）。半世紀以上後の時代に生きたヤスパース（1883-1969）ですら，「自己体験」をめぐって，能動性の意識，単一性の意識，同一性の意識，外界の他者との間にある境界の意識（のすべて）が満たされるもの[42, 69]であると記述しており，離人症は本来，かなり高度な意味的統合性を前提とした環境の中で注目された症状（病態）であったと言える[註19]。

ところで離人症の機序に関しても，精神医学の歴史の中ではジャネの見解が注目されてきた。彼は離人症を精神衰弱（54頁参照），つまり自己機能な

註19：離人症（depersonalization）に関しては，これを独立した疾患単位でみる立場と，さまざまな精神障害でみられ得る非特異的な精神症状とみる立場とが存在し，離人症という用語も両者の意味で用いられている。前者の場合，離人神経症，ICD-10の離人・現実感喪失症候群，DSM-5の離人感・現実感消失症ないし離人感・現実感消失障害がこれに当てはまる。

いし「実在機能」の減弱した状態の一形として捉え，なかでも精神衰弱の状態が患者によって自覚され，空虚感が生じた状態と考えたのである。彼のこの考え方は，ことさらに特定の自己形態（機能）を前提としたものではない。しかし彼の生きた時代は，高度な意味的統合が要請されており，とくに当時の西欧社会において離人症は，近代西欧型自己機能と結びつけて考えられやすかったのも事実であろう。実はこの観点から離人症は，必然的に，のちに述べる近代西欧型自己の成立不全[52]をきたす統合失調症の病因論（第Ⅱ部第3章参照）の中に組み込まれていった。たとえば離人症は統合失調症における自我障害の入り口の現象として注目され，その側面から離人症の病態が論究されたのである。日本でも1960年代から80年代にかけては，統合失調症圏の一症状としての離人症が注目され，優れた研究論文[84, 134, 141]が輩出された。

　いずれにしても，臨床家がイメージする離人症は，本来実感できるはずの確固とした自己‐世界感の喪失，およびそのことに対する過度の内省に，病態の本質があるといえよう。

●自己概念の変遷と離人症

　さて離人症において，自己をめぐる内省が過度に認められるとすれば，個々の持つ自己意識のあり方や，臨床家が思い描く自己像の質によって，その表現や病態の解釈が異なってくることが推察される。

　たとえばシエラ（Sierra, M.）ら[124, 125]の研究によれば，離人症に関連する病状の記載内容が，20世紀前半（1946年以前）と20世紀後半，そして現在（20世紀末から21世紀を生きる患者）で変化していることが判明している。各時代を代表する自己像との関連で言えば，20世紀前半は近代西欧型自己の構築と維持が望まれる文化，一方で精神医学では精神分析学的視点は発展途上で，医学的には神経科学的解釈が優位な時代であったと言える。これに対して20世紀後半（戦後20～30年まで）では，近代西欧型自己とは限らなくとも自己の統合志向性（意味的統合）が求められ，一方で精神医学では精神分析理論が円熟した時代であったと思われる。そして現在は，求められる自己像が曖昧になりつつあり，また精神医学では精神分析学派が背景に退いて，

ふたたび生物学的な視点が優位になった時代といえる。

　シエラらの研究でとくに興味深いのは，各時代で離人症状の現象学的記載の幅が異なり，とくに20世紀後半では，それ以前や現在と比べて，その幅の狭さが目立った点である。このことは，医師が自然科学的視点を強く持つ時には記載の幅が広がり，精神分析学的視点を強く持つ時には，症状記載や病態記載が自己機能に集約されて幅が狭まることを示唆する。ちなみに20世紀後半では，世界的にみて「自己観察の亢進」や「時間体験の変化」といった記載が多く，これは近代西欧型自己の成立と維持（確固とした自己感）を重視する傾向を持った当時の臨床家の姿勢を反映しているように思われる。

　以上，離人症を理解するには，本人が如何なる自己像を求め，また専門家が如何なる自己像を重視しているのかを，押さえておく必要があることを示唆する。さまざまな自己像が許容される今日では，その喪失感による苦痛も，患者によって多少異なって体験される可能性があるといえる。

第2節　現代の青年にみられる離人症状の理解

●わが国における現在と過去の離人症の青年

　先述のように，1960年代から80年代にかけては，離人症（離人神経症）は統合失調症圏との関連で精神科医に注目されていた（とくに日本ではそうであったように思う）。それは多分に近代西欧型自己感の欠損を強調した離人症であった。このような訴えを行なう青年にとって，自己感の欠損は，たしかに人間の根底を揺さぶる苦痛がもたらされ，彼らはしばしば自身の核を失ったかのような不安と焦燥に苛まれていた。

　しかしその後，とくに日本では，高度に意味的統合のなされた自己像もとりたてて重視されない時代に入った。それとともに精神病理学的に離人症も，以前ほどは注目されなくなり，またたとえ離人症状がみられても，以前よりも（理性による）自己そのものの内省が表面化されず，より漠とした訴えを行う青年が増えてきたように思える。なかには，五感の実感のなさ，身体

に対する実感のなさ，感情の麻痺感，能動感覚の薄さをそのまま生き，とき
に自己観察の亢進とともに，その間にのみ離人症状を訴える者もいる。一貫
した自己観察（内省）がみられない分，彼らの症状では体感や意識にまつわ
る漠とした感覚が強調され，解離との区別が難しくなってくる[42]。DSM-III
（1980年）以降，離人症が解離性障害（解離症群）の一部に組み込まれたの
も頷ける。

そこで次に，「確固とした自己」の実感の喪失とその内省に悩む，いわば
典型的な離人症症例（臨床心理士や精神科医の多くが思い描く離人症症例）
と，現代の青年にみられる離人様症状を訴える事例とを提示し，臨床場面に
おける離人症の理解の仕方を考えたい。

● **典型的な離人症──事例提示**

X氏　初診時20歳　男性　大学生[38]

　X氏は大都市近郊にて，2人兄弟の長男として誕生した。彼は生来内気で
はあったが，両親に対しては従順で常に「良い子」といわれ，小学校時代に
は学級委員長に任命されて「生き生きと活動」していたという。しかし中学
校に入ると「急に生き生きとした感じがなくなり，ただ強迫的に勉強」した。
　現病歴：X氏は，全国有数の高校（受験校）に入学したが，優秀な学生に
囲まれて成績が目立たなくなり，1学期の中間試験ではほぼ中位の成績で
あった。このときX氏には，急に実感がなくなり，その後も「自分が自分で
ない感じのほか，時間の感覚もなくなった」状態が持続した。また集中力も
なくなり，「文章を読んでも意味がつかめず」，以後数年間の彼は「まず文章
の後半を読み，前半を想像し，あらためて最初から読みなおす」方法でこれ
に対処した。それでも彼は必死に勉強して一流大学に入学，しかし大学では，
友人との交際範囲も拡げなければならず，全ての人と「八方美人的な付き合
い方」をし始めた。このような状況の中，彼には「自分がどういう人間なの
か分からなく」なり，改めて「大学生が持つべきしっかりとした自分がない
こと，それを基に一貫した意見を持ち，一貫した行動ができていないこと」
を痛感，さらに「友人の中で何をしても自動的に行動している感じ，すべて

の言動に実感がない感じ，そのような自分をいつも冷静に見ている自分がいて，感情も失った」状態となり，極度の困惑状態を呈して，家族に連れられて筆者のもとを訪れた。

治療歴：X氏は激しい困惑と焦燥感の中，筆者に上述の症状を訴えた。さらに，上述の状態に対して「全力を集中していなければならず，心も体もボロボロになってしまった」と語った。そのため筆者は，まず強い困惑状態に対し，スルピリドを主剤とする薬物療法を行った。その結果，困惑状態は徐々に改善され始め，上述の離人症状を比較的冷静に語るようになった。まもなく彼は，「実感の得られた一瞬」をノートに記述して筆者に提示し（たとえば「歩いていたとき，その自分とそれを見ている自分とが一瞬一致して気持ちがよかった」など），初診後1カ月目には大学にも不定期的に通い始めた。

やがて彼は，「確かな自分を摑む」ために，過去に出会った人たちのアドレス帳を整理し始め，その頃から「実感」も比較的長時間にわたって感じられるようになってきた。初診後2カ月目には，「過去のことを思い出して，懐かしいと感じられた」反面，「今までなかった個性をどんどん出して，友人と意見が衝突してばかりいる」と述べ，その後2カ月ほど盲目的な自己主張と対人関係上のトラブルが目立った。初診後5カ月目，このような状態も落ち着き，1年目には，某大企業への就職が内定，離人症状および「実感」に関する事柄は，あまり語られなくなった。

X氏は現在40歳を超え，社会人としてつつがなく（理性的な）生活をしている。ただし常に自己の内省姿勢を持っており，折に触れ，自己像を見失っていないか，筆者に確認しに来ている。

Y子　初診時22歳　女性　看護師[48]

Y子は地方都市で，同胞2人の第2子として誕生，幼い頃から活発で，クラスの人気者であったという。中学時代には演劇部で熱心に活動し，高校時代には「他人の役に立つ仕事に就きたい」と看護師への道を選んだ。大学の4年間も，理想の看護師像を目指して勉強，実習さらにはボランティア活動に励んだ。卒業後は，当事筆者が勤務していた総合病院に就職した。

彼女は配属された病棟で熱心に働き，また看護技術を獲得するための努力を惜しまなかった。しかし病棟業務は苛酷な上，自分の能力不足に直面したとともに，彼女には集中力の低下や困惑が認められ，勤務2〜3カ月目にかけて複数の「医療ミスを犯しそうになった」（いずれも重大なものではない）という。このとき彼女の上司が「精神的な失調を疑い」，筆者に相談があった。
　治療歴：初診時，Y子は礼節の保たれた看護師であったが，どことなく表情が困惑し，また自分自身の状態を捉えきれない（表現できない）といった彼女の不安が，筆者には感じ取れた。そのような中，彼女によって語られた言葉，「記憶も感覚も薄くなった感じ」，「不思議な世界に入り込んだ感じ」を基に，筆者は離人状態を疑い，質問を進めた。その結果，彼女からは「2カ月前から，自分の行動に実感がなくなり，ミスをしないようにひとつひとつの動作を意識していなければならなくなった」，「仕事をしていても，周囲から隔てられた感覚になった」，「師長の注意の言葉は聞こえるけれど，ただ宙を舞っているだけで心の芯に響いてこなくなった」，「まるで機械のように自動的に動いていて，投薬をまちがえそうになった」と述べられた。彼女はそのような自分に違和感を覚え，また「（コントロールできない自分が）怖かった」という。
　Y子に対しては，離人症の説明を行い，2カ月間の休職を勧め，それによってほぼ離人症状は解消された。なお復職後は，外来部門への異動を行うことで対応した。

　ここに提示した2症例は，「確固とした自己」の実感の欠如を強く悩んでいる点で，共通している。なかでもX氏は，かつて精神病理学でよく考察された重症離人症患者である。彼の場合，「大学生が持つべきしっかりとした自分」を過度に求め，それを基にした（あるべき）自己感の欠如に苛まれていた。また彼が現在に至るまで一貫して理性的な生き方をしているところを見ると，彼が求めていた自己は，近代西欧型自己に近いものであると思われる。離人症における重症の定義は曖昧であるが，彼のように経過が長く，しかも近代西欧型自己の欠如感に苛まれ，しばしば実存的な課題を内省し続ける事例を見ると，66頁で述べたように，統合失調症との近縁性を感じさせる。

推察の域は出ないが,「重症」という用語にはこのような意味が含まれるのであろう。

　Y子の場合は,欠如感をもたらした自己とは,近代西欧型自己とは言い切れず,むしろメランコリー親和型のような規範像であった可能性がある。今日でも,ある種の環境や職域では,一定の人物像が強調され,とりわけ人間の生命を対象とする医療現場では,仕事面で責任感が強く,正確で,ミスのない人物像,人間関係面では協調性があり,他者配慮的で献身的な人物像が求められる。自身をこのような規範像に合わせる傾向が強い者では,その場の中で一気に規範像と本来の自己像に対する過剰な内省が触発され,自己全体のコントロールを見失いがちになるばかりか,自己感自体を喪失し,その怖さを内省しかねない。なお一般にこのような環境下でみられる心因反応的な離人症（実存的な過度の内省にまでは至らない）は,比較的軽快しやすく,その意味でも重症とは言われてこなかったことが推察される[註20]。

●現代の青年の適応障害と離人症──事例提示

　前項では,典型的な離人症を提示した。実存的な内省の目立つ症例においても,規範像と自己像とのギャップに起因する心因性の症例においても,離人症の特徴である,自己感の喪失を苦悩する姿勢が強く認められた。彼らには,特定の自己像の獲得へ向けての志向性（自己の統合志向性）が存在していたといえる。しかし解離の節でも述べたように,現代では一定の自己へ向けての統合志向性（意味的統合の重要性の認識）すら,あまり育成されずに生育してきた青年もみられる。ここでは,果たしてこのような青年に,自己をめぐる内省が本当にみられ得るのかが問われる。そこで,2人の事例（診断的には適応障害）を提示して,この点を考えてみたい。

註20：以前に筆者[48]は総合病院に勤務する10名の若い看護師にみられた離人症状を報告した。いずれも先述の医療職としての規範像が強く問われるストレス下で生じたものであり,そのストレスの軽減とともに,比較的速やかに離人症状も消失していった。ただし自己感の喪失から,医療ミスの危険が生じかねず,青年期の精神療法の対象としては重要である。

症例　V子　21歳　女性　大学生

　V子は会社員の一家に誕生，もともと「甘えん坊で，ちょっとボーッとした」性格であった。小・中学校時代は友人も多く，楽しく過ごし，中学時代からはバレーボール部に入った。この時代を振り返って彼女は，「競い合うことは得意ではなく，どちらかというと目立たないキャラ（性格）を作っていたように思う」と語っている。

　高校卒業後，V子は首都圏の大学に進学，バレーボール部に所属したが，部内では上下関係が厳しく，また練習メニューも高校とは比較にならないほど管理されていた。そのようななか，2年生の10月ごろからV子には，「焦点が定まらない感じ」，「めまいのような感じ」が出現し，監督の勧めで学生相談室を訪ねてきた。このときの彼女の訴えは，「自分の身体が自分のものではなく，雲の上を歩くようで，めまいの感じがする」，「周りが遠く感じ，家族も遠くに感じられる」，「不安になると，すがりつきたくなる」などであり，しいて言えば解離症群（DSM-5）ないし離人・現実感喪失症候群（ICD-10）が疑われた。ちなみに彼女の睡眠時間は3時間程度まで減少しており，このときはクエチアピン25mg/dayで対応した。

　その後V子は休部したが，授業にも集中できず，1年間は短時間の記憶欠損が頻回にみられたほか（完全に記憶が消失しているわけではない），また夢遊病者のように校舎内を徘徊し，「友人が声をかけても上の空」といった状態が目立った（彼女自身はそのような自身の状態に多大な苦痛を感じていた）。やがて彼女は4年生に進級したが，たとえばゼミの時間に自分の意見を求められると，「自分がないことに気づいて固まってしまい（昏迷に近い印象）」，また「友達と話していても，変なことを話したりする」，「皆が笑っていても楽しさが湧かない」，「ふと気がつくと違うことを考えていて，友達から不思議がられる」，「感覚が麻痺している」といった苦悩が，浮動的に出現していた。

　なおこの間の彼女の交友関係は，かなり活発であり，自分から友人に接近して行ったようであった。しかしその友人との間で，たとえば就職の話題などが出ると「自分がわからなくなって不安になる」と語り，同時に離人様症状が出現するといった印象がもたれた。彼女は現在，親族が経営する会社で事務職として勤務している。離人様症状の出現は，以前ほど目立ってはいな

いが，彼女自身の自己像に関しては今なお漠としている。

事例提示　Z氏　20歳　男性　大学院（法科大学院）2年生
　解離の章で提示した事例（58頁）である。大学1年以降，治療が中断していたZ氏は，5年後に突然，筆者のもとを自ら受診してきた。このときの訴えは，「なんか変な感じ，感覚が薄いというか，勉強をしていても他人事というか，サッと頭に入らず，自分のものになっていかない。ブロックされている感じでおかしい。これでは司法試験のレベルに到底いかない」，「あらゆる感覚が鈍っている。というか一気に感覚がなくなったというか，あったはずの何かがなくなったというか」といった内容であった。
　Z氏によれば，この5年間も「なんとなく大学や大学院に通って」おり（講義には出席していた），法学の専門知識も身につけ始めているという。友人との交流は「刹那的」ではあるが，飲み会などで法律の話題などが出ても，「それなりに法律の勉強をしているっていう感覚」があるという。彼曰く，「それとなく法学という枠にはまっている感じでしょうかね」とのことである。彼に対しては，「1週間の勉強の休止と，法学とは無縁の生活」を勧めた。その結果彼は，「頭がリセットされ」，離人感も軽減したとのことであった。

● **事例における離人様症状の特徴――2事例の共通点と相違点**
　両症例では，たしかに離人様症状が認められたが，症状の出現は先述の典型的な2症例に比べると浮動的であった。また典型的な症例に比べて，自己感そのものに対する内省やそれに基づく苦悩に乏しく，V子は浮遊感やめまい，Z氏では感覚の麻痺感が主に訴えられた。その意味で両症例にみられたのは離人様症状であり，離人症の診断はできない（ICD-10の離人・現実感喪失症候群，DSM-5の離人感・現実感消失症の診断基準を満たさない）。二人の臨床診断は適応障害とせざるを得ないが，それでも先の現代の青年の解離様状態の考察と同様，両例の苦悩を理解するには，やはり自己をめぐる病理の視点で捉えていく必要があろう。

そこでV子の人間としての特徴をみてみると，彼女は女性例であり，幼少時より友人が多く，また他者への接近欲求も強い。その意味で放射型人間であると思われる。全体として漠とした人物にみえる点では，解離の説で提示したS子とも共通するが，筆者との面接の中では，自己の性格などに関する語り自体は，かなり多く認められた。生活史を振り返ると，彼女は幼少時から高校年代まで，明確な自己像を要請されたことがなく（母親の話では，V子の通った高校は自由な雰囲気であったが，同時に放任主義でもあったという），また母親は「もともとのんびりしたV子であるため，V子のペースに任せて躾を怠った」と反省している点でS子とも共通する。しかしV子自身は，少なくとも中学時代に「目立たないキャラクター」を作るなど，自己像（自己の統合志向性）に関する問題は認識していたものと思われる（この点から筆者はV子を解離様状態ではなく離人様状態としてみることにした）。

　Z氏に関しては，すでに62頁で述べたように格子型人間であり，生育史の中で自己の統合志向性も積極的には育まれてこなかった。ただ大学1年時のZ氏との相違は，一定期間，法学という特定の環境に身を置いてきた点であり，彼自身の中に「法律という枠」が形成されていたように思われることであろう。つまり彼なりのこころの構造が見えてきた可能性がある。

　次に両者が離人様症状を呈した状況を考えみてみる。まずY子の離人様症状は，大学入学後の部活動の中で出現した。そこでは厳しい上下関係のもと，部員としての一定の自己像を求められたようである。推察の域は出ないが，「目立たないキャラクター」によって，自己像を曖昧化してきた（自己の統合志向性の発動も棚上げしてきた）V子は，否が応でもその構築の必要性に直面し，その中で漠然とではあるが自己感の欠如を実感し，離人様症状を呈したのではなかろうか。一方Z氏が離人様症状を呈したのは，司法試験を前にしてであった。彼の場合も推察の域を出ないが，法律家としての自己の確立を明確に意識せざるを得ない状況であった可能性がある。そのため漠然とではあるが自己感の欠如を実感し，離人様症状を呈したのではなかろうか。

　最後に両者の相違点に注目すると，現代青年の解離で述べたことと同様，両者では，放射型人間，格子型人間としてのそれぞれの特徴が，離人様状態

の全体像の中にも経過にも，かなり表出していることがうかがわれた。V子は他者への接近傾向が強く，絶えず人間関係の中に身を置こうとし，そしてその人間関係の中で離人様症状の出現が左右され，また自己のあり方をめぐる不安もなかなか解消できなかった。これに対してZ氏は，法学の勉強の遂行，つまり「法学という枠」の維持が目下の最大の問題となっていた。そのためZ氏には，法学とは別の「枠」への転換が離人症の軽減に有効であった[註21]。

この2事例を通してみえてくるのは，彼らの適応障害の内実が，自己像の獲得をめぐる問題であり，自己という舞台で展開される精神現象にあることである。その意味では先述の解離様状態を呈した事例と共通する。しかし離人症状（離人様症状）を呈した事例は，解離様症状の事例以上に確固たる自己を求める志向性を持ち，そして自己感欠如を内省するだけのなんらかの自己構造を持っていた可能性がある。このような現代の青年には，（一時的な）自己の内省は生じ，一過性の離人様症状が出現し得るのである。先述のシエラらが開発した離人症評価尺度（文献131参照）でも，離人症状の持続期間に関しては触れておらず，その意味ではたとえ一過性でも，彼らの病態を離人症の辺縁群として捉えることができよう。

●現代の青年からみえてくる離人症状とは──第2章のまとめ

以上をまとめると，以下のことが言えるように思える。
① 離人症という精神症状は，本来，特定の自己像への志向性を持ち，かつ自己に対する（過剰な）内省傾向を持つ者に出現し得る精神症状ないし病態である。
② 離人症の症状および病態は，本人がいかなる自己像を持つかによって異なる可能性がある。
③ とくに近代西欧型自己への志向性が強い者の場合，精神病理学的に統合失調症との関連が注目され，臨床場面では「重症」とみなされてきた。

註21：放射型人間，格子型人間の特徴は，従来の離人症患者においても，とくに不安が強い時期には表出されやすい。

④ 自己の統合志向性の育成が不十分なまま青年期を迎えた者でも，成人になるにあたってどうしても自己機能の十全な発揮が期待される。その際に彼らは適応障害を示しやすいが，その内実は一過性の離人様状態とみると理解しやすい場合がある。同じ適応障害でも，解離様状態を呈する者と異なる点は，生育史（生活史）の中で自己像をめぐる問題を一旦は認識し，自己像をめぐる内省を示すことにある。

⑤ ④のような青年にみられる離人様状態は，どこか漠としており，その全体像や経過には放射型人間，格子型人間の生来の特徴が露呈しやすく，その対応にもそれぞれの特徴を考慮に入れた方策が必要と思われる。

第3章　統合失調症症状のもつ意味とその変化
　　　　──現代の青年の精神病症状の理解に向けて

第1節　統合失調症とは

●統合失調症とは?──自己の成立不全の病理

　ここでは，自己をめぐる病理のうち，もっとも重篤な統合失調症を考えてみたい。統合失調症は青年期に発症しやすく，学生相談室で対応すべき重要な疾患のひとつである。

　これまで統合失調症の精神病理学的本質は，「自己の成立不全」にあると言われてきた[43,83]。つまり，健常と言われる人間では，どのような場所，どのようなときにも，自分というもの（自己）の存在を多かれ少なかれ自覚している。それは，常にその場のなかに自然に生まれてくる私の感覚であり，われわれはその私の感覚を生きている。たとえば家庭の中にいるときの私，職場の中にいるときの私，交渉ごとをしているときの私，くつろいでいるときの私を生きている。しかもその私とは，「いつも一定で，変わることのない，他人とは異なった」統一されたイメージで捉えられるものである。少なくとも，そのように信じられ，だからこそわれわれは，周囲に翻弄されることなく，常に私を生きることができる。統合失調症とは，この基本的な確信が得られず，自己を見出せぬまま，常に周囲に翻弄され続けてしまう病態であり，これが「自己の成立不全」の意味するところである。

● 統合失調症における自己の質と精神病理

ところでここでいう自己，すなわち統合失調症で問題化されてくる自己とは，いかなるものなのであろうか。ここでは先の「いつも一定で，変わることのない，他人とは異なる」といった表現が参考になろう。このイメージは，まさにヤスパースのいう自己意識（65頁参照），つまりかなり高度に統合された自己像である。ちなみにこれは，統合失調症という病態が出現した時期からも符合する。柴田[122]や松本[95]によれば，統合失調症概念の出現は近代西欧であったのである。

14頁にも記したように，近代西欧人においては，本来神が持っていた唯一絶対性を常に自身が引き受けなければならなくなった。それが理性という形をとったのであるが，問題は人間が，自ら理性をコントロールし，自己‐世界感を作り上げ，かつ対人社会をも形成，維持していく必要性を背負ってしまったことである。換言すれば人間には，絶対的な神のもとではなく，自ら（絶対というもののない）身近な帰属集団の中で（あるべき）自分を支え，自分を位置づける，高度に統合されたこころの構造（近代西欧型自己）が必要となったのである。

もし社会が，そのような高度に統合された自己を一貫してもつことを当然のこととして要求したとしたら，少なくとも人々は，成人に至る過程でさまざまな対人体験を積み重ね，とくに思春期以降は，そのような体験の中で育ってきた自己を見つめ直し，その上で理性によって統合された安定した自己像の育成を目指すことが必要となる。統合失調症という病態は，このような社会側の要求を背景に生まれてきたのであろう。

実は統合失調症患者の多くは，対人関係を積極的に積み重ねることなく，あまり内省の姿勢も持たずに思春期までを過ごしてきている。そのような彼らが，思春期になれば近代西欧型自己に代表されるような，高度に統合された自己の必要性に迫られるのである。彼らが，俄かに「自己の成立不全」を意識し，よって立つ自己像も見えぬままに周囲に翻弄されることになるのも無理がないことと思う[註22]。

もちろん日本においては，近代西欧とは価値観が大きく異なり，日本人では，このような高度に統合された自己を自ら育む必要はなかったのかもしれない。ただそのような日本でも，明治以降は，西欧列強に対抗するために国策として唯一・絶対のイデオロギーの必要性を求め，現人神（あらひとがみ）である天皇を中心とした文化を形成していった。柴田[122]によれば，日本人における統合失調症は，この過程において認められ始めたという。そこで求められた自己とは，天皇を中心に統合された（かなり高度な統合を強要された）自己像であったと言えよう。また戦後になると，今度は西欧心理学的な考え方が，「世界標準」として日本人の自己育成に少なからず影響を及ぼした。われわれ日本人の中にも，近代西欧型自己こそがあるべき姿であるとみる視点が，少なからず存在してきたことも否定できない。やはり日本においても，戦前戦後を通じて，統合失調症の病態はみられたのである。

●統合失調症における精神病症状

　上述のように多くのひとにとっても，近代西欧型自己の確立には，苦労を要するものと思われる。つまり放射型人間にも格子型人間にも，自分と社会との間で試行錯誤しながら，そのような自己機能を発揮できるよう，こころの構造を作り上げる必要が生じるからである。しかし統合失調症患者では，それがさらに難しい。実は彼らは，思春期に至ったとき，近代西欧型自己のような高度に統合された自己が，・あ・ら・か・じ・め・人・間・の・本・質・と・し・て，誰にでも備わっているものと（・無・条・件・に）信じ，無理矢理その構造の獲得を目指そうとする。しかしそれは容易でなく，結局彼らに展開してしまうのは妄想世界なのである[52]。その妄想世界の構造とは，基本的には1点を中心に広がるイメージを備えているが，近代西欧型自己像とは異なり，重層化（イメージでい

註22：統合失調症の精神病理を本格的に論じ始めたオイゲン・ブロイラー（Bleuler, E.）[17]も，このような時代背景の影響を強く受け，「シゾフレニー（精神分裂病）」という用語にも，「ひとの精神に当然あるべき統合が失われた」という意味が込められているのであろう[22]ことは，すでに第1部で述べたとおりである（21頁参照）。

えば幾重にも重なる同心円）はみられず，あくまでも自分を中心に眺めた世界（ないしは逆に全ての眼が自分に集中する世界）が体験されてしまう。これが統合失調症性の精神病症状（妄想世界）の精神病理であると思われる。

なお，近代西欧型自己のような自己‐世界の統合や維持のためには，常にかなりのエネルギーを要する。コンラート[20]はこの現象をエネルギーポテンシャルの理論から説明し，吉松[159]はこの種のエネルギーを「精神的エネルギー」と命名して，その内実を考察したが，それはまたジャネの理論（心理力）（54頁）とも符合するところである。統合失調症患者では，このエネルギーの維持もまた困難なようなのである。

●破瓜型，妄想型とこころの構造

ところで，ここまでの統合失調症の精神病理では，人間が生来持っているこころの構造の類型は，直接には問われなかった。ここで注目されるのが統合失調症の下位分類，つまり破瓜型，妄想型，緊張型，（および単純型）である。実は，それらの中でも近代以降に生じてきたと言われる破瓜型と妄想型[註23]という類型こそが，人間が生来持っているこころの構造を反映した概念であると推察されるのである[52]。

図2-1は，生来ひとが持っていると思われる「こころの原図」への親和性と，その後のこころの構造の発展，そして統合失調症の各類型の発症との関連を示したものである。すなわち破瓜型患者とは，生来的に格子状構図に親和性がある人たち，妄想型患者とは放射状構図に親和性がある人たちであると思われるのである（34頁参照）[34]。

なお緊張型をこの図で位置づけるとすれば，それは格子と放射の両方にほどよく親和性を持つ人たちとなるかもしれない。ただしこの位置にある人たちは，いかなる自己を求めようとも，どちらの構図をベースにこころの構造

註23：高度な自己の統合（とくに近代西欧型自己）と関連した病理を持つのは，破瓜型と妄想型であり，緊張型は近代西欧では逆に減じてきている[90]と指摘されている。なおDSM-5ではこのような下位分類が注目されておらず，また従来の緊張病症状は統合失調症から，ある程度独立した記載がとられている点を指摘しておく。

```
格 子 - 放 射 ス ペ ク ト ラ ム
```

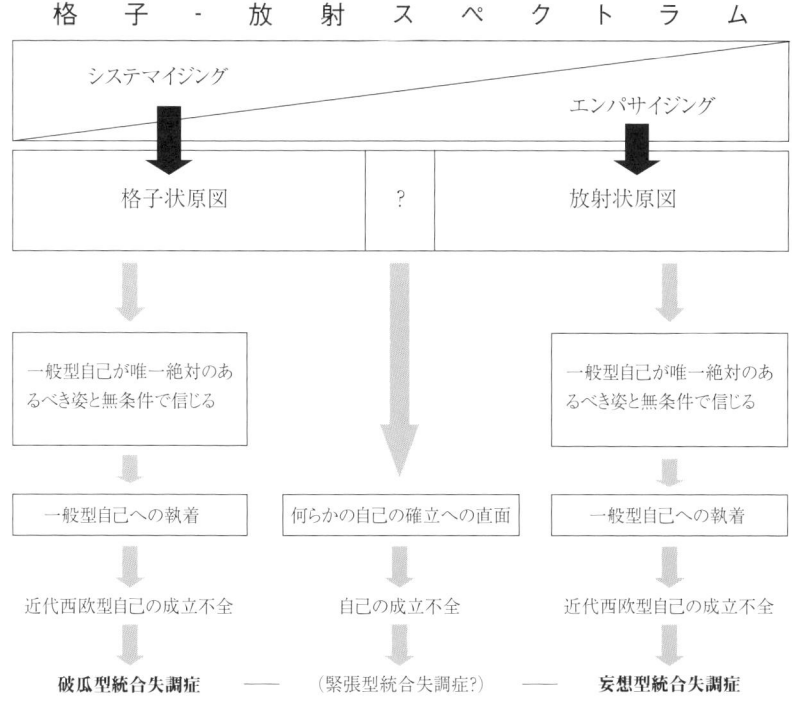

システマイジング		エンパサイジング
格子状原図	?	放射状原図

一般型自己が唯一絶対のあるべき姿と無条件で信じる		一般型自己が唯一絶対のあるべき姿と無条件で信じる
一般型自己への執着	何らかの自己の確立への直面	一般型自己への執着
近代西欧型自己の成立不全	自己の成立不全	近代西欧型自己の成立不全
破瓜型統合失調症	(緊張型統合失調症?)	**妄想型統合失調症**

図2-1 自己‐世界感の構築に寄与する格子状‐放射状原図の比率と精神障害との関連

を築き上げるか，一定できない危険がある。彼らはベースの構造の定まらぬままに，なんらかのこころの機能を発動させざるを得なくなる。その際には，こころの機能の散乱ないし停止が生じかねない。これが，かねてより言われていた緊張病症状なのであろう（ただこれは近代西欧型自己の成立不全とは直接関係のない次元の問題であり，その意味ではDSM-5の記述は頷けるところがある）。

● **破瓜型統合失調症と妄想型統合失調症の精神病理**

破瓜型統合失調症の特徴は，ICD-10に依拠すれば，幻覚や妄想は存在し

ても顕著でなく，陰性症状，とりわけ感情の平板化と意欲低下が目立つ一群である。

彼らは格子型人間であり，したがってもともと対人的な共感性があまりなく，むしろ自分自身の世界を大事にしながら生きる人たちといえる。思春期までの彼らをみていると，その多くは対人関係を制限しながら（ないしは対人関係をそれほど築かなくてもよい環境で安住しながら）生活している人たちである。彼らは思春期に至ってはじめて対人世界で自己を確立しないままに生きてきてしまったことに強く戸惑い，そこで唐突に近代西欧型自己を築こうとする。しかしそこで彼らが体験するのは，自己の覚束なさばかりであり，自己不確実感に翻弄される。彼らの多くがとる行動は，完全に対人世界から身を引くか（物理的自閉），自己不確実で他者の思惑も読めないまま対人世界にとどまるかになる。後者の場合に展開しやすいのが前述の妄想世界であり，その中で彼らは，完全に他者から読まれるだけの存在へと化してしまう[20]。

それでもなお彼らの多くは，近代西欧型自己を，あらかじめ人間の本質として誰にでも備わっているものと信じ，エネルギーをそのような自己の確立へと注ぎ続ける。この姿勢は病像を不安定にし（妄想世界の持続），社会適応を困難にさせる。ただ本来格子型人間である彼らにとって，1点の中心に統合された形態の自己像を築くには，それこそ多大な精神的エネルギーが必要である。早晩，彼らにはエネルギーの低下がみられ，おそらく格子状の自己構造をそのまま生き始める（慢性期の病理）[52,107]。彼らに見られやすい陰性症状とは，生来の格子型人間の諸特徴が表れたものとみることもできるのである[52]。

次に妄想型統合失調症の特徴をみてみる。ICD-10に依拠すれば，その特徴は比較的固定した妄想がみられ，陰性症状は存在しても顕著でなく，感情はほかのタイプの統合失調症ほど鈍麻していないが，軽度の感情の不調和がみられやすい一群と言える。

彼らはもともと放射状原図への親和性を持ち，おそらく対人世界に埋没しがちな人たちである。ただ自己 - 他者の区別はつけにくく，他者に接近して

も，真の共感性までは育まれにくく，その都度自己流の視点で世界を眺める傾向が強い。そのような彼らは思春期に至ってはじめて真の共感性を築く必要に迫られ，対人世界で困惑を覚える。そこで彼らは（近代西欧型自己に代表されるように）他者とも適度な距離をとれて理性的な自己を築こうとするが，それがかなわず自己不確実感に翻弄される。そのようななか見られやすいのがやはり前述の妄想世界であり，その中で彼らは他者の思惑を無理やり読むようになる[20,52]。

彼らの多くもまた，近代西欧型自己をあらかじめ人間の本質として誰にでも備わっているものと信じ，エネルギーをそのような自己の確立へと注ぎ続ける。その際，もともと放射型人間である彼らは，絶えず周囲への接近を試みてしまい（破瓜型よりもエネルギーの低下がみられにくく），病像は安定しにくい。

これまで統合失調症の病態や病像において，格子型人間，放射型人間の視点は論じられてこなかったが，実際には生来的な「こころの構造」が大きな意味を持つと言えよう。この視点を持つことで，彼らの内界が，より理解しやすくなると思われるのである。

第2節　現代の青年と統合失調症症状

●統合失調症の変遷

以上が，これまで典型とされてきた破瓜型，妄想型統合失調症の「こころの構造」と精神病理である。しかし近年，このような両型の典型例は少なくなってきている。現代の青年の統合失調症を理解するために，簡単に統合失調症の時代変遷を辿っておく。実は，典型例の減少はつい最近に始まった現象ではなく[58]，本邦では1970年代後半頃から徐々に見られ始めていたからである。当初それは統合失調症の軽症化として報告され，藤縄の自我漏洩症候群（1981）[26]，笠原らの外来分裂病（1981）[75]，中安の初期統合失調症（1990）[109]，さらにはGlatzelら（1968）[32]の概念を導入した内因性若年‐無

力性不全症候群といった概念が次々に提示されたのである（実際にはこれらの論文が纏められた少なくとも数年前には，臨床例の変化はみられていたのであろう）。

　これらの特徴を一言で言えば，幻覚妄想や精神運動興奮がそれほど長く続かず，また人格の荒廃を来すことも少なく，基本的に内省傾向が強い患者群と言える。ここでこれらの統合失調症患者を，文化変遷の眼で改めて見直してみると，以下のことが言えよう。つまり1970年代に青年期を迎えていた人たちは，戦後5年以上を経てから誕生してきた世代である。この年代は，まだ勤勉が美徳とされ，メランコリー親和型性格が日本人の規範となっていた時代に学童期や思春期を送り，また近代西欧型自己の確立を意識した教育が根付き始めた時代に育った人たちでもあった。上に挙げた統合失調症は，そのような時代において顕在化してきた一群なのである。

　彼らの急性期には，幻覚・妄想世界も展開するが，それ以上に自己の成立不全をめぐる内省傾向が強い。またこの時代の治療者にも，それをめぐる病理を深く考察する眼が存在し，患者の内界の陳述をたよりにした「統合失調症の精神病理」の，いわば黄金時代が築かれた。ブランケンブルグ（Blankenburg, W.）[15]の「自明性の喪失」が邦訳され，一世を風靡するようになったのも，また単純型統合失調症（その中でも内省傾向が強い一群）の病理[27, 104, 105, 106]が注目されたのも，この時代からの10数年であったと思う。

　以上は，統合失調症の精神病理も離人症と同様に，その時代を生きた患者と医師の文化背景によって大きく左右されることを示唆する。それでは現代の統合失調症の精神病理はどのようになってきたのであろうか。まず1980年代から90年代にかけて，青年の間では近代西欧型自己もメランコリー親和型もその求心力を失った。青年期まで双方向的な対人関係が育まれない子どもたち，自己の統合志向性が育まれない子どもたちも増加したようであり，その後のインターネット文化が，この傾向を後押しした（第Ⅰ部）。とくに格子型人間にとっては，無理に統合志向性を発揮しなくとも（一定の社会集団に入るまでは）適応しやすい時代になってきた。これとほぼ時を同じくして，本邦の統合失調症の精神病理は下火になり，また（上述の軽症化という現

象を超えて）診断すらつきにくい「統合失調症」が増加してきたように思う。というよりも，高度な自己の統合志向性が減弱した青年に，果たして統合失調症という病態（妄想世界の構築を含む）が成立するのかという，そもそもの問題に臨床家は直面しているとも思われる[註24]。

● **現代の統合失調症の精神病理**

そこで改めて「こころの構造のスペクトラム」に立ち戻って，統合失調症を概観してみたい（図2-1）。2000年以降の青年の置かれた状況からとくに注目されるのは，格子型人間における問題であろう。図2-2は，図2-1を改変したものであるが，生得的な「こころの構造のスペクトラム」で示せば，それはとくに破瓜型統合失調症とASDとの境界にまつわる「ゾーンX[52]」に含まれる人たちで生じてくる[註25, 註26]。この領域の人たちは，その後の生育環境によって，統合失調症患者にもASD者にもなり得る可能性を秘めていると言える（130頁参照）。

さて2000年以降の文化の特徴は，発達途上で近代西欧型自己をはじめとする高度に統合された自己の構築要請が薄れ，またタッチパネルが子どもにまで浸透していることであった。このような状況下で子ども時代を過ごした，

註24：たとえば近代西欧型自己への志向性がなければ，妄想世界を構築する意味も希薄になろう。そもそも妄想世界は，近代西欧型自己のような自己イメージをモデルにして構築されたものと言えるのである。詳細は文献52を参照されたい。

註25：歴史的に振り返ると，たとえば類破瓜病，単純型統合失調症，スキゾイドと言われた人たちは，ゾーンXに位置する一群に属しているのであろう。彼らの精神的エネルギーは物理的自閉に向けられたり，答の見つからない内省に向けられたりする傾向が強い。

註26：生物学的アプローチから眺めると，ゾーンXの領域は，MCDD（Multiple Complex Developmental Disorder）[117, 148]という類型概念と重なる。これは12〜18歳の子どもにみられる類型で，社会的な刺激の感受性の障害，思考障害，奇異でまとまりの欠いた思考，不適切な感情や気分の変動などを持つ一群を指す。MCDDの者は，子ども時代にはASD（PDD）の特徴はそれほど目立たないが，思考や不安の分節化，衝動性がみられ，また彼らを追跡すると青年期までに22％，成人期の早い段階で64％が，なんらかの精神病（主に統合失調症）に発展するという。ただ残念ながら，この場合の統合失調症の病状の詳細は不明である。

ゾーンXに属する人たちの精神的エネルギーは、格子状の自己構造の発展に注がれる可能性がある。つまり、以前であれば青年期に至って、たとえば近代西欧型自己の幻想に縛られて破瓜型統合失調症を発症したかもしれない青年も、タッチパネル状のASD（PDD）型自己（45, 126頁参照）を築き続け、ASD（PDD）者に類した生き方を展開する可能性が出てくる。ちなみにそのような彼らにも、青年期以降に統合失調症様の症状は生じ得るが、それはあくまでもASD（PDD）型自己に生じる一過性の反応に過ぎないことが多い[52, 54]（129頁参照）。

ただ、この領域に属する人たちの中にも、青年期の早い段階（まだ盤石なASD（PDD）型自己像を基に生き始めていない段階）で、高度な自己の統合（中心を持った自己構造の構築）を迫られてしまうこともあり得る。しかしエンパサイジングの動因が少なく、また放射イメージの利用の難しい彼らには、そのような自己像の獲得は困難である。したがって自己の成立不全に翻弄され、精神病理学的に統合失調症といってもよいような病態を呈しかねなくなる（図2-2参照）。ただ彼らには、（やはり中心を持った構造の）妄想世界も作りにくいのである。その意味で、彼らの病像は典型的な統合失調症像とは異なる。たとえば、かつて筆者らが報告した「構造化不全群」がそのような一群である[52]。

これは、1990年代に筆者ら[39]が急性期入院病棟で体験した、比較的若年発症の男性にみられた統合失調症（命名自体は1999年[40]に行なった）であり、その病理を簡潔に述べると以下のようになる。まず彼らには、漠然とした自我障害が比較的若年から生じる。統合失調症性の症状としては幻覚・妄想、自明性の喪失、自生体験を思わせる表現など多彩であるが、いずれも浮動的で定まらない。彼らの基底にあるはずの不安や緊張すらも浮動的で、ときには緊迫感が伝わりにくい。しかし不安自体はきわめて強く、いったんそれが表面化すると、死への衝動性が突然激しく表出されて自殺企図を繰り返しやすい。彼らにおいては、妄想世界の構造が構築されにくく、妄想に加工されない「生（なま）の不安」（むきだしの不安）が表出してしまっているように思われる。

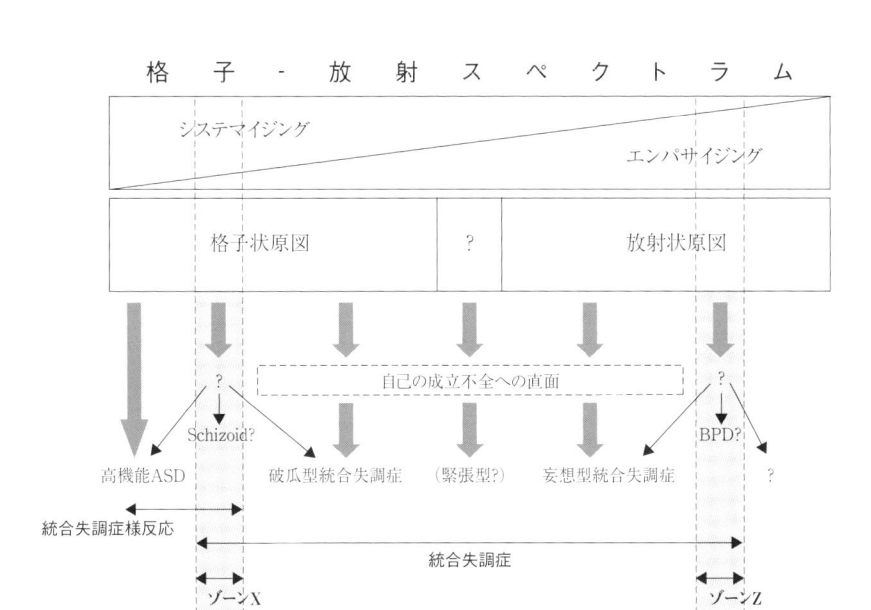

第3章 統合失調症症状のもつ意味とその変化　87

図2-2　格子状-放射状原図の比率と精神疾患との関係[註27]

以上の特徴は、ゾーンXに属する人たちでは、病理の中に格子型人間の特徴（種々の精神症状の浮動性や変転）が表出されやすいことをも示唆している。またこのような現代青年の精神病理に接していると、自己構造そのものの作り方がわからず、それを周囲の者に尋ね続けなければならない苦しさが伝わってくる。このような者では、自己の獲得自体をも他者に依存せざるを得ない傾向を持つようなのである。なお彼らに対する具体的な対応は、拙論[39]を参考にされたい。

註27：理論的には、格子-放射スペクトラム上のゾーンXに対応して、放射側にも境界領域が設定される可能性がある。ここではそれをゾーンZとしておいた。推察の域を出ないが、境界性パーソナリティ障害（Borderline Personality Disorder: BPD）はこの周辺に位置するのかもしれない。いずれにしてもかつて境界例（精神病と神経症との境界例）と言われた一群は、スペクトラム上では2つのゾーンに位置している可能性がある。

●現代の青年からみえてくる統合失調症性の精神病症状とは
──第3章のまとめ

以上をまとめると，以下のことが言えるように思える。

① 統合失調症とは，高度に統合された自己（とくに近代西欧型自己）の成立不全をめぐる病理であると言える。彼らの場合，思春期に至って，そのような自己があらかじめ誰にでも備わっていると疑わず，そのような自己像を求めてやまない傾向を持つ。

② 統合失調症の病理の特徴は，そのような自己像を描けず，その代わりに，妄想世界が展開してしまう点にある。

③ このような統合失調症性の典型的な病態は，高度に統合された自己の確立を要請される文化の中で認められやすい。

④ 放射型人間は妄想型統合失調症の病理を，格子型人間は破瓜型統合失調症の病理を展開しやすい。

⑤ 2000年以降の日本では，特定の（高度に統合された）自己像を強く求められず，格子型人間が，ASD（PDD）型自己を育む方向で生育していくことが許容される傾向にある。近年注目されている，破瓜型統合失調症と自閉スペクトラム症（ASD）との鑑別をめぐる問題は，このような文化の特徴を反映している。

⑥ 生得的な格子‐放射スペクトラムでみると，発達史上，将来ASDにも，破瓜型統合失調症にも発展し得るゾーンXに属する一群が存在する。⑤の問題は，文化的背景と同時にこのような生得的な特徴を合わせて考えると理解しやすくなる。

第4章　現代における自己と意識の病理の理解

● 「自己」とは——現代青年の自己を考えるにあたって

　第Ⅱ部からは，たとえ精神科診断学（操作的診断学）から「自己」という概念が消失した現在であっても，青年の中に「自己をめぐる精神病理」が存在し続けていることが確かめられた。ただそれを理解するには，たとえば近代西欧型自己（つまり理性のもと，強い自己の統合志向性が発動され，自ら一貫性を持って生きる生き方）に縛られ過ぎずに，自己にまつわる病理を捉え直す必要があった（これはまさに，社会文化や臨床心理学から述べた第Ⅰ部の結論と一致する（33～36頁参照））。そのためにもここでは，精神医学の視点からみえてきた自己の捉え方についてまとめておく。

　まず第1に，「自己」とは，「意識」とかなり重複した概念であること，そしてそれは，ともに人間が持つ意味的統合性に支えられた現象であり，成人となれば社会に適応的な統合作用を期待される現象であった（ただし「意識」という用語は，どちらかというと脳科学的にみた意味的統合性に重きを置いた場合に使用され，「自己」という用語は，社会的にみた意味的統合性に重きを置いた場合に使用されるのが，慣例と思われる）。

　第2に，自己も意識も統合的機能の産物であり，いずれもその成立・維持には，一定のエネルギー（精神的エネルギー）を要すると思われた。

　第3に，自己や意識を支える意味的統合性は，ひとの脳が生来的に能力として持っている機能と思われるが，それらはまた生育過程で育まれる必要のある機能でもあると推察された。とくに社会に適応的な意味的統合は，ひとが社会的な存在になるために育むことが必要であり，それが社会の中における一定の自己像の獲得につながると思われる。つまりひとには社会適応的な

一定の自己の統合志向性を育む必要があると言えよう。

最後にもう一つ挙げると，意味的統合，とくに社会的な自己の統合方法は，放射型人間と格子型人間とでは異なり，前者では自分の核を中心に自己 - 世界を統合しようとするのに対し，後者では俯瞰的な視点（パネラー的視点）に立って，かなり恣意的にこれを行おうとする傾向を持つ。

●「自己」の病理とは

以上を押さえた上で，臨床現場でこれまで馴染んできた自己概念を基盤として議論されてきた精神現象についてみてみると次のようなことが指摘できたと思われる。

第1に，自己をめぐる精神症状および精神病理（解離，離人，統合失調症性の精神症状）は，社会が明確な自己像を求めるほど，そしてそれを目指しての意味的統合の学習が行われているほど，典型的なものとなる。さらに言えば，解離，離人，統合失調症という概念は，かなり高度に統合された自己（とくに近代西欧型自己）の存在を前提として，はじめて，その病理の輪郭や苦悩の様態が明確になると考えられた。

第2に，そのような自己をめぐる精神症状および精神病理は，個人が求める自己像の質や，自己に対する内省の姿勢によって異なる。このうち近代西欧型自己と最も関連が深いのは統合失調症であり，それに縛られずに広くみられるのが解離である。離人は近代西欧型自己を強く求める場合（重症離人症）と，そうでない場合とがある。自己像（その成立不全や欠如感）への内省の姿勢は，最も強いのが離人で，逆に解離ではそれがあまりみられない。統合失調症では急性期ないし発症前夜では比較的内省がみられ，慢性期にはそれが減弱する傾向がみられる。

第3に，自己をめぐる精神症状および精神病理は，個人が目指す自己像が不明瞭なときや，個人の中に意味的統合性および自己の統合志向性が十分に育まれていない時には，漠然としたものになる（上述の個々の精神症状の差異が目立たなくなり，「適応障害」としか表現のしようがなくなる）。これを既存の精神症状の概念であえて説明しようとすると，多くの症状の混在や，

個々の症状の浮動性が前景となった病態となる。

　第4に，個人の中に意味的統合性および自己の統合志向性が十分に育まれていない時には，病状全体に放射型人間，ないし格子型人間の特徴が表出されやすくなる。これらの特徴は，意味的統合性の弱さという点では「異常性」を帯びた現象とみられるが，生来的な人間の特性から見ると，自然な現象（自然なこころの機能）と解釈することが可能である。この点に関しても，第Ⅰ部で推測したことと一致する（42頁参照）。

●現代における自己・意識の病理をめぐる問題とその対応

　以上を押さえておくと，現代の青年における「自己の病理」の実態が捉えやすくなったのではないかと思う。ただし最後にここで，押さえておかなければならない点がある。

　それは，ここまであまり強調してこなかったが，意味的統合性および自己の統合志向性が十分に育まれていない事例では，しばしば全体像が不安（やうつ）に染めつくされかねない点である[註28]。つまり離人様症状や統合失調症性の病理が目立つ事例では，しばしば生々しい不安（や衝動性）が前景を占め，その中に離人や統合失調症症状が浮遊するといった全体像を呈したりするのである。ともすると，彼らの不安（衝動を伴う）やうつのみが目立ち，自己をめぐる彼らの問題に十分な配慮がいかなくなる可能性も生じる。なお，彼らにおける不安（衝動性を伴う）とうつの理解に関しては，第Ⅲ部で詳しく触れる。

　たしかに学生相談室などで仕事をしていると，それまで一定の自己像の要請がなかった者，意味的統合性および自己の統合志向性が十分に育まれなかった者であっても，何らかの自己像を持たなければならない時が到来する。場合によっては，かなり明確な自己像（近代西欧型自己や「メランコリー親和型」像）を要請され（たとえば医療系の職場，教職など），その際には，とくに「自己の確立」をめぐる大きな戸惑いを体験しやすいようであっ

註28：もちろん典型的な統合失調症や離人症においても，基底に激しい不安は存在している。しかし同時にそれぞれの病理もつかみやすかったといえる。

た。上述のように，たとえ不安（衝動性を伴う）やうつが前景を占める病像であっても，やはり治療者は，彼らの自己をめぐる問題に敏感な姿勢を持っている必要があろう。

　第Ⅱ部を振り返って，現代の青年の自己をめぐる病理への対応を考えると，以下の点を押さえる必要があろう。

① 本人が放射型人間か格子型人間かを見極める。
② 意味的統合および自己の統合志向性が，どの程度育まれているかをチェックする。
③ 本人が求める自己像がどのようなものなのかをチェックする。
④「生の不安」が出現している場合は，それに対する対応（これには薬物療法や現在の環境からの一時的な遮断が必要なことが少なくない）を行う。

第Ⅲ部
現代の青年の不安とうつ

青年に限らず，現代の精神科診療において，不安とうつといえば，もっともよく遭遇する精神症状であり，また不安障害（不安症群）ないしパニック障害（パニック症），うつ病という診断も近年，非常に多くなっている印象がもたれる。不安とうつは，第Ⅱ部でのべた解離，離人，統合失調症のように，自己という概念（とりわけ近代西欧型のような特定の自己概念）を基盤に生じる症状ではない。だからこそ，精神医学的にも社会的にも特定の自己概念に依拠しなくなった現在，この2つの症状が捉えやすくなってきている。自己概念にとらわれない操作的診断基準では，これらの診断が行いやすいのも事実である。

　しかし先にも記したように，操作的診断は一人の人間の全体の「こころ」（つまり自己）をみる視点をとっていない。一人の人間が，何故不安やうつを体験し，その不安やうつとどのように付き合ってきたのか，といった視点は棚上げされ，とにかく「不安」，「うつ」といった現象のみが注目されかねない。このような操作的診断基準に依拠した臨床姿勢（つまり該当項目をチェックしていく機械的な診断行為）に疑義を唱える臨床家が少なくないことも十分に頷ける。第Ⅰ，Ⅱ部で述べてきたように，いくら自己概念自体が曖昧になってきている現代であっても，なんらかの自己は各人が築き上げ，不安やうつも，そのような自己との関連で体験されているはずである。

　現代の青年のこころの問題を理解するためにも，第Ⅲ部では，不安やうつの本態，それらと心理学における自己概念との関係を整理し直し，同時に彼らが体験している不安やうつの理解を試みたい。

第1章　現代の青年の不安をめぐって

第1節　不安とは――臨床家が抱く不安のイメージ

●臨床家が抱く不安のイメージ
──20世紀および現在の精神医学における不安の考え方

　臨床心理学や精神医学を学んだ者にとって不安といえば，神経症の中核に据えられていた症状（現象）であり[113,138]，それは漠然とした未分化な怖れの感情であると想起されるであろう。また，恐怖（fear）がはっきりした外的対象に関するものであるのに対し，不安は内的矛盾から発する，対象のない情緒的混乱であるとも認識されよう[77]。もちろんこれらは，フロイトの神経症理論の影響を受けた考え方である。つまり臨床家が不安を考える時，どうしても精神分析学派の理論を意識するようなのである[註29]。

　しかし，現代人における近代西欧型自己への志向性の減弱，ときに一定の自己への統合志向性の育成すら強調されない現実，そして操作的診断学における神経症概念の消滅を考えると，まずわれわれは，一旦「神経症」という枠を外して，不安を眺めてみる必要があろう。たしかに現在では，不安はいくつかのディメンジョンで捉えざるを得なくなっているようであり，たとえば2011年にわが国で刊行された現代精神医学事典では，「不安」という項目

註29：この視点は，かなり早期より精神分析学派とは直接関係のなかった精神病理学にも浸透し，たとえばヤスパース（Jaspers, K.[69]）も，「恐怖」は何かに向けられているが，「不安」は対象がないと述べている。

は3つのディメンジョン，すなわち現象学的[50]，精神分析的[89]，脳科学的[64]側面からの説明が別々に試みられている。

●そもそも不安とは

それでは，不安とはいかなる体験なのであろうか。そもそも不安とは，天敵から身を守る必要のあるあらゆる生物（動物）に組み込まれた，基本的な姿勢に起源をもつものと思われる。人間にとってその体験を（精神分析的視点にとらわれずに）記述すると，①胸をしめつけられるような「狭窄感」，②それをあおられるような「心迫性」，③よりどころのない「浮動性」，④なにか「おびやかされる」といった不信感，⑤交感神経緊張に伴う生理学的な変化に基づく「熱冷感」およびそれに伴う気分変容となり（霜山[1996][128]），その主体はむしろ身体感覚として描き出される。このうち「狭窄感」は，まさに欧米語のanxiety，Angst，anxiétéのいずれもの語源と重なり，不安に共通する主観的感覚といえる。

もうひとつ，不安という体験の特徴を挙げれば，生田[65]が述べているように，それは人間にとって不快感と緊迫感を伴う安らかでない心身の状態を指す。つまり，本来不安とは対象概念ではなく，「私は不安です」というように，述語的に述べられる価値中立的な状態（情態）概念なのである。したがって自己にとってそれがいかなる意味を持つのかは，ことさらに問われず，その意味で本来は，「生の感覚」（直接の感覚）として体感されるのである。

たしかに霜山[128]によれば，この感覚は日本ではすでに万葉集にも記載されており（「心も萎に」「思萎えて」など，主に狭窄感が表現されている），精神分析的視点が誕生するはるか以前から体験されている，直接的な（原始的な）感覚と言えよう。ちなみに日本語の「不安」という言葉は，昭和年代に用いられるようになったものであり，明治大正時代の精神医学教科書ではAngstはもっぱら「苦悶」と訳されていたようである[133]。

●精神分析学における不安をめぐって──近代西欧型自己と不安神経症

不安という現象の本質は，以上に述べた通りではあるが，しかしそれでも

不安は，自己との関連で捉えられる（つまり心理化される）ことも事実である。そこでひとまず，臨床家が抱く不安のイメージに大きな影響を与えた精神分析学における不安を見直しておく。

　動物の基本的状態（情態）ともいえる不安が，ことさらに自己との関連で捉えられるようになったのは，人類の長い歴史の中では新しく，それはおそらく神経症概念が出現する１世紀ほど前の，哲学の領域であったと思われる。とくに著名なのがキルケゴール（Kierkegaard, S.）（1844）[81]による不安の解釈である。彼はキリスト教の原罪の見地から，不安を人間が自己の自由に直面したときの状態，すなわち動物にも神にもない「自由の眩暈」の体験とし，人間の存在を深い宗教的世界へ深める契機になる現象と位置づけたのである。この年代は，まさに西欧社会において神が消失し，理性のもとに人格の統一が要求された時代[122]であり，近代西欧型自己が出現しつつあった時代でもあろう。

　いずれにしても，近代西欧型自己の出現と不安の心理化とは緊密な関連を持っているようである。その時代，本来「生々しい身体感覚」を伴った状態（情態）は，近代西欧型自己を支える理性にとって，相容れないものとなったのであろう。つまり自己にとっての意味づけが必要とされたのではなかろうか。たしかにフロイトの神経症論は，不安を中核として展開され，不安に対する防衛機制が論の根幹をなしている。神経症論が生まれたのも，ことさらに理性を重んじた彼であったからなのであろう。

　さて，フロイトのいう不安神経症で注目されるのは，心理化される前の「生々しい感覚」が体験されてしまう事態である。つまり身体的な生命の喪失の恐怖に加えて，自己（「近代西欧型自己」）にとっては，制御不能な状態（理性による意味的統合が不能な状態）に至る危機感が，大きな懸念となる。その危機にとくに直面した状態（情態）が彼の言う不安発作（具体的には突如として襲ってくる心悸亢進，呼吸困難，胸部締扼感，胸内苦悶，めまい感，発汗，嘔気，振戦などの症状）であり，そのあまりの怖さから，「また同じようになるのではないか」と二次的に生み出されてしまった恐怖[111]が予期不安という現象である。

ところでフロイトの不安神経症でもう一つ注目すべき点は，不安発作，予期不安に加えて，浮動性不安（「自由に浮動する」不安：free-floating anxiety, frei flottierende Angust）を，とくに独立して取り上げている点と思われる[112]。これは，不安発作ほど激烈ではないが，不安神経症患者が持続的に感じやすい感覚であり，先述の霜山の記述の中では，よりどころのない「浮動性」に近い感覚であると思われる。問題はフロイトが，霜山の述べたいくつかの感覚の中でも，なぜ浮動性を独立して記述したのかということである。推察の域を出ないが，ここにも近代西欧型自己の特徴が表れているように思える。つまり本来，一点を中心とし，揺るぎない支柱をもっているはずの近代西欧型自己にとってそれは，支柱を見失う危機感を象徴した感覚なのではなかろうか。

いずれにしても，フロイトのいう不安神経症者が体験する不安とは，心理化できない「生々しい身体感覚」に対する怖さと同時に，自己制御が不能となりかねない恐怖が過度に強調されていることを念頭に置くと，現代における不安の病理の実態がみえやすくなると思う。

第2節　現代青年の不安とは
──近代西欧型自己にとらわれない不安の心理

● 自己の統合志向性とパニック障害

神経症概念が消失している現在の操作的診断基準（DSM-5）では，不安神経症はその表現型から，パニック障害（パニック症）と全般性不安障害（全般不安症）とに分けられている。フロイトの不安神経症理論でいえば，前者は不安発作，後者は浮動性不安が主徴となる状態に相当する[註30]。

さてパニック障害であるが，近代西欧型自己にとらわれないためにも，こ

註30：自己の制御不能の恐怖をまず重視したフロイトにとっては，パニック障害（パニック症）と全般性不安障害（全般不安症）とを分ける見方は大きな意味を持たなかったことを付記しておく。

こでもジャネの考え方[71]を参考にして，その精神病理の理解を試みてみる。先述のようにジャネの理論は，近代西欧型自己にこそとらわれないものの，意味的統合性の存在を前提に展開されたものである。そのジャネの理論に基づくと，パニック障害の症状であるパニック発作，つまり「生々しい身体感覚の露呈」という精神病理学特徴は，自己機能（ないし実在機能）の喪失した状態のひとつに位置づけられる。そこでは自己身体の危機感（生命の危機感）が浮上すると同時に，やはり自己機能の喪失恐怖もまた体験されることが容易に推察される（それゆえ「異常な事態，危機的な事態」と認識される）。また一定の自己の統合志向性があれば，当然なこととして過去─現在─未来にわたる自己の連続性が感じられ，それゆえに予期不安，つまり「また発作に襲われるのではないか」という強い懸念が，その人のこころを専有すると思われる。このようにみると，不安体験自体は，ジャネの理論でも，不安神経症でもそれほど変わらない描かれ方になろう。

　しかしジャネの理論に基づく不安の概念では，不安の原因を自己のもつ葛藤に求めすぎず，また近代西欧型自己を維持するための特殊な防衛機制に過度に注目していない点が，精神分析学とは大きく異なる。筆者なりにこれを解釈すると，ここではむしろ自己機能（ないし実在機能）の喪失と，それによって顕れてくる生得的な放射型人間，格子型人間の特徴が問われてくると思われる。現代の青年にみられるパニック発作も，この視点で眺めると，より理解しやすくなる。

　たしかにパニック発作に対する姿勢は，放射型人間と格子型人間とでは異なる可能性がある。すでに述べたように放射型人間にとって不安という現象は，自己との関連で捉えられやすい。パニック発作にしても，予期不安に対しても，一人の人間としてこの症状を苦悩しやすいものと思われる。したがって今述べたパニック障害（パニック症）の精神病理も，放射型人間にとっては比較的すんなりと当てはまる。

　一方，格子型人間では，そのこころの構造上，自己との関連で不安発作を捉える傾向が少なく，また状況や場面が変化すれば，不安はあたかも忘れてしまったかのように消失する可能性がある。もちろん自己の統合志向性が強

ければ，その記憶が残るし，たとえばパネラー的な視点を駆使して自己の統合を強く試みてきた者には，そのような自己機能の危機感をもたらすであろう。しかしそれでも，放射型人間に比べて自己との関連は乏しく，予期不安も自己との関連というよりは，むしろパニック発作の場面（ありありとした身体感覚や映像）の再現（フラッシュバック）という形をとりやすいものと思われる[註31]。

●自己の統合志向性と全般性不安障害（全般不安症）

次に全般性不安障害（全般不安症：Generalized anxiety disorder）について簡潔にみてみる。DSM-5によれば，この障害では，多数の出来事や活動についての過剰な不安と心配（予期憂慮）がみられ，自らそれを抑えることが困難であり，加え落ち着きのなさや緊張などの精神的苦痛が認められる状態が持続してしまう（最低6カ月）[6]。ICD-10もほぼ同様の定義であるが，ここでは「自由に浮動する」不安が強調されている[151]。いずれにしてもこの障害は，症候学的には不安神経症から不安発作を除去した概念である[118]。

ところで，人々が高度に統合された自己（近代西欧型自己）の成立をあまり要求されなくなった現在，ことさらに浮動性不安もあまり注目されなくなった感があり（そのためか，世界的にみてその生涯発症率が，パニック障害よりも高いという報告が多くなってきている[16, 89, 152]）。学生相談室でもときにこの診断を満たす事例が存在する。

さて，ここでも近代西欧型自己を離れて，この障害をみてみる。全般性不安障害（全般不安症）でパニック障害（パニック症）以上に注目されるの

註31：DSM-5と異なり，DSM-IV[5]では，パニック障害を広場恐怖を伴うか否かで2つに分ける形態をとっていた。興味深いのは，DSM-IVの診断基準に基づいた疫学調査であり，そこでは広場恐怖を伴う場合の男女比が1対2で女性に多いのに対し，伴わない場合は性差がみられていない[73]。両者の精神病理学的相違は，おそらく発作と自己（の置かれている場面）とを結びつけて捉えやすいか（前者），そうでないか（後者）にあろう。放射型人間と女性，格子型人間と男性との親和性を考えると，自己にとっての発作の持つ意味が問われている前者では女性が多く，自己機能（実存機能）の喪失そのものの病態である後者では性差がないのも頷ける。

は，自己の統合志向性である。何故なら，不安状態を半年以上「苦痛」と感じ続けるだけの自己の一貫性を必要とするからである。その意味では，自然に統合性を発動しやすいこころの構造をもった放射型人間により親和性があり，実際に疫学的に女性が男性の2倍の罹患率となっている。格子型人間において，全般性不安障害（全般不安症）が出現するとすれば，一定の役割像に預けて自己を成立させている場合であろう（たとえばメランコリー親和型性格）。この場合の不安は，本人が所属する集団の中における立ち位置の不安定さ（居づらさ）が強調される傾向がある[註32]。

●現代の青年の不安と衝動行為

第Ⅰ部で述べたように，近年の青年には，一定の自己像を強く要請されることなく，またときには自己の統合志向性すら積極的に育まれずに生育してきた者が少なくない。彼らの中には，「悩み方がわからない」者もいる（6頁参照）。本来「悩み」は，一定の自己の中で生じるものだからなのであろう。そのような彼らにおいて，不安はどのように体験されているのであろうか。ないしは，ここまで述べてきた不安という精神現象と，どこが共通し，どこが異なっているのであろうか。

まずここで押さえておかなければならないのが，自己の統合志向性が存在するという前提に立てば，不安は一般に自己の状態（情態）として認知される現象であるということである（とくに放射型人間では自己との関連で捉えられる）。それは以下のように理解できる。つまり不安は，一旦は自分のものとして保持され，その際自己が「不安の器」となる。そしてそれに基づい

註32：日本人が求める自己像と全般性不安障害との関連に関して，興味深い報告がある。その内容からは，自ら自己を引き受けるよりも，集団の中での規範に預ける傾向を持つ日本人の当障害の実態を考えさせられる。頴原ら[23]は，当障害の日本の臨床場面での特徴を，内面から起ってくる浮動性不安が（自己ではなく）社会的事象や身体機能に投影されやすく，不安の対象も拡散して年老いた両親や子どもの健康にまで及んだりする。また自身で不安を抱えるのではなく，依存できる対象に不安を訴える点に見出した。このような不安の表現は，周囲から質的な異常としてよりも，度を超えた「心配性」と理解されやすく，精神医学の場面では事例化しにくいという[23]。

て不安に対する対処行動もとられるし，たとえそれが「生々しい身体感覚」であっても，それを軽減できるよう，また再現しないよう，さまざまな考えがめぐらされる。前述の予期不安もその産物のひとつと解釈できるし，またパニック障害との関連のある広場恐怖や外出困難もその産物と解釈できよう。これまで臨床家は，この自己の様態（情態）を理解し，解釈し，それを患者（クライエント）と共有してきたともいえよう。

しかし一定の自己像がない，ないしは自己の統合志向性すら積極的に育まれていない者では，この「不安の器」が機能しない。自己の一様態として不安を捉えることが困難となる。ここに現代の青年の不安の病理の一端を垣間見ることができよう。このような青年では，不安を（不安な状態にある自分を），おそらくそれをそのまま他者に預ける（たとえば身近な他者や医療者への依存）か，行動として発散させるしかなくなると思われる。

ところで彼らの不安に対する対応においても，第Ⅱ部で述べたことと同じように，生来的な自己構造（放射型人間か格子型人間か）の影響がみられやすく，とくにそれは身近な他者への依存行動に現れる。放射型人間の場合，その対象は彼らが身を置いている場の人物が多くなる。たとえば解離の項で提示したＳ子（55頁），離人症の項で提示したＶ子（72頁）をみても，事例化前も事例化後も他者への接近傾向が強くみられた。（Ｖ子の場合，離人症状が抽出されたが，むしろ彼女の病態の基調は不安状態であったとみることもできる。Ｓ子では不安はほとんど表出されなかったが，後に振り返って彼女は「あのときはやっぱり不安だったのだと思う」と語っていた）。とくにＶ子にみられた，徘徊しながらの友人や教師への場当たり的な接近は，不安状態下での行為であった可能性が高い。

格子型人間の場合も，不安を他者に預ける傾向（他者への接近）がみられるが，放射型人間に比べて一定の他者であることが多い。彼らの場合，もともと対人関係が限られていることが多く，たとえば解離の項で紹介したＴ子（57頁）では，せいぜい医療者（筆者）および健康管理室の看護師であった。ただ，その限られた対象に対する執拗な接近（いわゆるまとわりつき）は，対応の限界を超えかねないことを付言しておく。

次に不安の行動化となると，それはいわゆる原始反応に通底するものであり，具体的には行動散乱ないし昏迷となろう。Ｓ子の激しい過食嘔吐，Ｔ子の頻回に繰り返される手首自傷はその一例と思われ，また1990年代から目立ち始めた「キレる」という現象（16頁参照）も，行動散乱のひとつと解釈できるかもしれない。いずれにしても，不安を収めておく「自己の器」のなさが，直接的な行動に結びつきやすくしているものと思われる。これらは心理学的には衝動行為として説明されるものである。

第2章　現代の青年のうつをめぐって

第1節　「うつ」とメランコリー親和型性格

●うつとは──臨床家が抱くイメージ

　「うつ」という精神現象（症状）は，不安と同様，原則として「自己の構造」とは直接の関係をもたない現象である。そのこともあってか，やはり「うつ」は不安と同様，現代の青年の間に浸透している。しかし第Ⅰ部でも触れたように，彼らの「うつ」と多くの臨床家が思い描くそれとは，随分異なっていることが多い。さらに言えば，「うつ病」に関する臨床家のイメージそれ自体が，現在混乱の渦中にあるとも言える。それを簡潔に述べれば，「メランコリー親和型性格」を基に描かれたうつ病のイメージと，操作的診断上に描かれたうつ病のイメージとの相違に基づく混乱であると思われる[註33]。

　ちなみにうつという精神現象（症状）は，わが国においては，不安以上に，特定の自己との関連で論じられてきた歴史を持つようである。そのためか，臨床家が困惑を覚える現代の青年のうつ（うつ病）とは，まさに操作的診断

註33：DSM-5では，「うつ」は抑うつ障害群（Depressive Disorders）の範疇に入る現象であり，そこにはうつ病（大うつ病性障害），持続性抑うつ障害（気分変調症：主に軽度の抑うつが長く続く障害）などが含まれる。うつ病の診断には，興味の喪失，抑うつ気分のいずれかを含む9項目のうち，5項目以上が過去2週間の間に揃っていることが診断の条件になる。したがって操作的診断では病因は問われず，ひとりの人間としてのうつ病者のこころの理解には限界がある。

基準には当てはまるものの、そのような特定の自己像（具体的にはメランコリー親和型性格）との関連で描かれてきたうつ（うつ病）のイメージとは異なった様相をもったものといえる。

　現代の青年のうつを理解するには、やはり特定の自己像との関連に縛られずに、うつ現象を捉えようとする姿勢が必要である。ただそのためにも、われわれがイメージしてきたメランコリー親和型性格者のうつ（うつ病）がどのようなものであったのか確かめておくことが重要となろう。

●メランコリー親和型性格者のうつ病とは

　わが国において典型とされてきたうつ（うつ病）のイメージは、メランコリー親和型性格を持つ者でみられる。この性格は40頁で触れたように、几帳面、律儀、強い責任感、対他配慮を特徴とし、その本質は「かくあるべき」という秩序結合性と、それを維持するための高い自己要求にある[2]。では何故、このような性格とうつ病とが結びつくのであろうか。それはこの性格の形成過程と、それに基づいた彼らの生き方にヒントがある。

　メランコリー親和型性格は、多分に日本的家父長制度のもとで育まれやすいものと思われる。現在からみれば躾の厳しい（ないしはきちんとした躾の行われた）家庭である。そのような家庭では、両親に対する子どもの「甘え」は、当然制限されやすい。そこで子どもたちは、両親の全面的な愛情を得るための手段として、「模範的な子ども」を演じ、親から認められる（褒められる）道を選ぶ。この生き方が、「習い性となる」と、やがてメランコリー親和型性格へと発展していく可能性が高いものと思われる。

　もちろんこのような説明に明確な根拠はないが、了解しやすい考え方ではある。たしかに日本におけるうつ病者の価値観は、市橋[60]が述べるように、「人にいかに評価されて生きるか」という点に力点がおかれがちである。ところでメランコリー親和型性格の人たちが社会の中で頭角を現してくるのは、思春期以降（中学年代以降）が多いと思われる。この時期の発達課題として、自身の能力の限界を知っていること、だからこそ大きなことを成し遂げるには同年代の他者との協力が必要なことを学ぶことが挙げられる[36]。この発達

課題は，まさにメランコリー親和型性格者が得意とするところである。彼らは「確かな人」，「気配りの人」として評価され，しばしばリーダー役を任ぜられる（たとえばクラブ活動のキャプテン，生徒会の役員など）。そして彼らは，「評価されている自分」に生き甲斐を感じ，また自分の評価が下がらないように，任務を完璧に果たそうとする。

　このような生き方は，当然，環境への過剰適応を招く。環境からの期待や要求が極端に大きいときでも，彼らは自分の評価が下がらないように任務を引き受け，そして任務を完璧にこなそうとする。当然それは，彼らが持っている精神的・身体的エネルギーを過剰に消費させることになる。しかしそれでも任務を引き受け続け，完璧にこなし続けようとするのがメランコリー親和型性格者なのである。やがて彼らは，精神的・身体的エネルギーの枯渇から，思考も行動も先に進まなくなる。これが思考・行動の制止という精神症状である。当然このようなエネルギーの枯渇状態では生気感情（次節参照）は低下する。おそらくこれが，メランコリー親和型性格者のうつ（うつ病）の本態である。

　先述のようにメランコリー親和型性格は，明治時代以降の日本社会全般の規範であり，日本人の多くが目指した自己像（「自己理想」）である（41頁参照）。したがって基本的には放射型人間も格子型人間も目指し得る自己像といえた。だからこそ，ここに記したうつの機制は，かつての日本人のうつ病のモデルともなり得たのであろう。

第2節　「うつ」とは——その本態をめぐって

●「うつ」とは?——操作的診断基準とこころの構造との関連

　ここでは，メランコリー親和型性格を離れて，うつ病の歴史を簡潔にみておく。周知のようにうつ病は，歴史的にみると，病因によって内因性うつ病と神経症性うつ病とに分類されてきた。前者は，シュナイダー（Schneider, K.）[119]によれば，生気感情の障害が病像の中心を占める疾患，ランゲ（Lange,

J.)[94]によれば，発症が自生的で，精神運動抑制が臨床的特徴であって，また生気的抑うつは身体疾患を彷彿とさせるほどの病態を示す疾患であるという[85]。一方後者では自己の感情が一次的な役割を果たし，その変化は動機付けられ，反応性に始まる（つまり明確な心因が存在する）点に特徴がある[119]。

もちろんこの分類には，フロイト以来の精神分析的視点が強く影響しているが，こころの構造との関連からみると，先述のようにうつは，基本的にそれとは独立した（別次元の）気分の問題とみられる。そもそも気分とは，不安と同様にひとつの状態（情態）である。人間はいかなるこころの構造を持っていたとしても，いつも一定の気分に襲われ[138]，いわば「気分づけられて」存在している[37]のである。うつ病（うつ病）とは，本来気分づけられている状態全体の生気が失われてしまう情態（疾患）と考えられる[註34]。

ただしここで押さえておかなければならないことは，それでもうつの感じ方は，こころの構造によって一定の規則性を持っていると思われる点である。もう少し具体的に言えば，その人が放射型人間であるのか格子型人間であるのかによっても，またその人がいかなる自己の姿を目指しているかによっても，生気の低下した状態の感じ方は異なってくるのであろう。

●放射型人間と格子型人間における気分の体験様式

放射型人間は，青年期ともなれば自分の核を中心にこころの構造が形成されてくる人たちである（その理想像は胎蔵界マンダラの構造）。このようなひとにとって世界の事象は，常に自分にとって，どのような意味を持つのかがまず問題となる。気分は，原則としてこのような生きる世界を修飾してい

註34：神経症性うつ病では，あくまでも社会的な自己の状態が第一義的な問題となる。そしてその中で，何故抑うつ的な自己の状態になったのかが問われるのである。したがって神経症性うつ病とは，精神病理学的には自己にまつわる精神症状（近代西欧型自己などを前提とした自己の病理）としての色彩が強くなる。特定の自己像（とくに近代西欧型自己）を前提としない現在では，神経症性うつ病という概念は成立しなくなる。あえて原因別に分けるのであれば，せいぜい内因性うつ病に対して，心因性抑うつという表現が妥当と思われる。

る。

　気分が下がれば,「こころ」全体の機能が低下する。(内因性) うつ病では, 生気感情が低下し, 身体的な重さが喚起され, 全般的に精神運動抑制にみまわれ, 世界は自分にとって無意味に感じられよう。心因が大きく作用している場合には, こころの機能の低下は, とくに心因との関連でとらえられ, それ以前の自分の状態と現在の自分の状態の落差が喚起され, それによって抑うつ感が強く感じられよう。いずれにも共通していることは, 自分自身や対象に対して, 無価値感が伴いやすい点にあるのではないかと思われる。

　格子型人間は, 青年期ともなれば, 格子状のこころの構造が形成されてくる人たちである (その理想像は金剛界マンダラの構造)。自己の統合を要請される環境の中では, 格子全体を統合するパネラー的視点が喚起され, 一個の人間として機能するが, 原則としてその世界は, 各枠の中で展開されている。気分はこのような生きる世界を修飾する。

　(内因性) うつ病では, おそらくこのようなこころの構造全体の機能が低下する。本人にとって生気感情の低下は (放射型人間以上に自分にとっての意味を介することなく) 身体に直接響いてくるものと思われる。精神運動抑制にみまわれると同時に, それは格子の各枠内における世界の展開, それから一つの枠内から他の枠への移行をも困難にする。したがって患者には, 強迫的に同じ場面が再現され, ひとつの事象へのとらわれも極端になるであろう。一方, 心因が強い場合のうつでは, 心因と関連したこころの特定の枠内の世界が抑うつに気分づけられる。逆に言うと別の枠の中の世界には, あまり影響がなく, したがって彼らの視点が別の枠に移動すれば, 抑うつ気分は消失しやすいことが推察される。

● **志向する自己像ないし役割 (規範) 像と気分の体験様式**

　放射型人間, 格子型人間を問わず, その人がいかなる自己の姿を目指しているかによっても, うつの体験のされ方や表現形が異なってくる可能性がある。先にメランコリー親和型性格の説明でも述べたように, 人間がどのような自己の姿を目指すかは, 多分に文化 (それが持つ価値観) に影響される。

まず精神病理学や臨床精神医学が標準とした，近代西欧型自己の場合を考えると，それを持つ者は，自己 - 世界を統合的に眺め，世界に意味づけを行いながら理性的に生きる傾向を持つ。社会中の役割も，自分がそれに預けるのではなく，あくまでも自分という人間がそれを遂行するという姿勢を重視する。ここで生じる精神現象及びそのメカニズムに関しては，これまで精神分析学が多くの知見を集めてきた。彼らのうつ体験では，自己機能の不全や理性の喪失に伴う絶望感が強く意識される可能性がある。

　一方，和を重んじる日本人の場合は，まず集団の中の役割が一義的な意味を持つものと思われる。そのような中，一部の放射型人間には，全存在を役割（規範）に預けて生き，そうすることに自身の存在の意味を見出す可能性がある。このような人たちにとってうつは，役割（それが機能する集団）からの「見捨てられ」感覚（それも自身の全存在を巻き込む）をもたらすのではないかと思われる。一方，格子型人間の場合，基本的に規範がいくつ存在しても自己は成立する構造を持っている。したがって文化のもつ凝集性が，彼らの生き方に影響を与える。たとえば文化が，ひとつの規範を要求する凝集性の高い時代（たとえばメランコリー親和型性格が強調された時代）では，生きていく上での枠が限られ，特定の枠内で彼らは，自身をその規範に預けながら現実生活を組み立てる可能性がある。要求されるその規範が長期にわたり一貫していれば，それが身について，たとえば「〇〇企業の社員」，「〇〇家の人」といった人格も形成されよう（受動的にこのような役割を生きる傾向を持つ）。このような人たちにとってうつは，その役割を演じるエネルギーの喪失として体験され，さらには一体化した役割の喪失感ももたらすものと思われる。一方，確固たる規範が存在しない社会（現代の日本）では，格子型人間はいくつかの規範ないし世界を並行して持っている可能性が高くなる。つまり一つの規範に執着する傾向が薄れる。このような場合のうつでは，役割を演じるエネルギーの喪失は体験されても，それは自己の一部の喪失感に留まる。役割よりもむしろ本人の趣味の世界の喪失感（興味の喪失）のほうが優位に立つこともあろう。また，より心因が強い場合には，うつという状態（情態）は当該の枠の中でとどまる可能性がある。彼らが，そ

の枠を閉じて（放置して），他の枠の中で生き始めることも十分に考えられる。これは次節で触れる「逃避型抑うつ」などを理解する上で，重要なポイントになると思われる。

第3節　現代の青年のうつ——日本文化の流れから

●日本文化と規範（その1）
——戦前および1970年代までとメランコリー親和型性格

　ここまで述べてきたように，うつという現象は，本来，こころの構造とは別次元のものであるが，臨床家のみてきたうつは，（不安以上に）自己（社会の中の自己）との関連で捉えられていた。現代の青年のうつを理解するには，この両方の事実を押さえておく必要がある。ここでは，日本社会における規範意識と，うつ病の精神病理の変遷を概観し，現代青年におけるうつ（うつ病）の理解へとつなげていきたい。

　第Ⅰ部で述べたように，戦前の日本社会は，神格化された天皇を中心とした社会構造を目標としており，その意味では日本人も，近代以前の西欧と類似した精神構造を目指していた可能性がある。第二次世界大戦の終了とともに，日本人の価値観は一気に変化し，天皇はシンボルとして残ったものの，神の存在なしに日本人は生きざるを得なくなった。これはやはり神を失った近代の西欧と同様の状況と言えるかもしれない。ただ西欧の場合，神の代わりに出現したのが（自らが引き受ける）理性であったが，個よりも集団の和を尊ぶ日本の場合は，これが（人々が預けるべき）規範像であったようである。その規範とは，「家風」，「校風」，「社風」に適合可能な人物像であり，その象徴がメランコリー親和型という性格（40頁）であったのであろう。放射型人間に対しても格子型人間に対しても，当時の日本では，広くそれを身につけるための躾が行われたものと思われる[35]。

　本邦におけるうつ病の発症論（104頁参照）において，メランコリー親和型性格が中軸となっていったのにも，このような背景があったからなのであ

ろう。ちなみにこの概念が邦訳されたのは1978年、すなわち価値観の大きな変革の認められたという1977年（13頁参照）の翌年のことである。つまり日本社会において、ひとびとの自己像が曖昧になり始めた時代であるが、だからこそ精神科医には、かえってメランコリー親和型性格者のうつこそが日本人の内因性うつ病の典型に映ったのではないかと思われるのである。

●日本文化と規範（その２）
──一定の自己像への統合志向性の減弱とその戸惑い

　一定の自己像への志向性が減弱した1977年以降（14頁参照）、つまりメランコリー親和型性格を志向する日本全体の文化が薄れて以降、日本人のうつ病の表現形にも変化が生じた。わが国の精神医学の領域で、いくつかの新たなうつ病の病型、すなわち「逃避型抑うつ（1977）」[55]、「未熟型うつ病（1978）」[1, 99]などの概念が提唱されてきたのも、1970年代後半である。ここで確認しておかなければならない点は、これらの新しいうつ病の類型概念が、いずれもメランコリー親和型性格者のうつ病を基準として提唱された点であり、そこではメランコリー親和型と異なる病前性格、社会的規範に対する同一化志向性の少なさ、そして病像における罪責感の目立たなさが強調されていたのである[63]。

　ちなみに「逃避型抑うつ」の典型とは、「若いエリートサラリーマンが入社して数年、30歳前後で発症し、ウィークデイの朝の寝こみがみられ、とくに月曜日や休み明けの欠勤が目立つ。一方で午後や週末は趣味や家族サービスができ、得意な仕事や上司との相性が良い時には人一倍の仕事をこなすこともできる」といったものである[55, 56]。提唱者の広瀬は、これと同時に出勤日と休日、出勤前と午後との病像の一貫性のなさを指摘しているが、以上を自己との関連で捉え直してみると、「自己像の一貫性のなさ」という側面が浮かび上がってくる。さらに彼らの自己の様態に注目してみると、仕事と趣味の世界など、２つの世界が併存し、前者にはうつの状態（情態）、後者には通常の気分状態（情態）が伴われ、この両者が齟齬を来さずに存在するといった世界の並列性が見て取れる。先にも触れたように、これは格子型人間

の本来の特徴であり，日本社会がひとつの規範を強く提唱しなくなったことによって，このような生得的な特徴がストレートに目立ってきたと理解することもできよう。

ところで「逃避型抑うつ」で示した特徴は，すでに笠原による「退却神経症（1970年）」[74]という概念の中に現れていた。こちらの典型は長期留年に陥った優秀な大学生であり，この名称は，かつて勇敢だった戦士の戦線離脱という意味合いを持っている。笠原自身によれば，これらの症例は，家・部屋から物理的に出られないわけではなく，正業を忌避し，人間間の競争と評価のない，副業的な仕事のみで人生を生きる面（その意味でフリーター的でもある）を持つという。また彼らの特徴は，「苦しんでいないわけではないが，それを悩みとして言葉にし，社会に生きる別の人間に対してコミュニケートし，対処の仕方を教えてもらうという力に欠けている」点にもある[78]。つまりここでも格子型人間の生得的な特徴がみてとれ，同時に社会規範の減じてきた文化的背景が窺われる。

ところで，青年のうつに関しては，宮本が提唱した「未熟型うつ病」という概念も存在する。これは，①依存的，わがまま，自己中心的でありながら，顕示的で他人の目を気にするような30歳前後の若い男女が，②些細なきっかけで，③生気的な抑うつに落ち込み，④葛藤はその都度存在するけれども神経症的加工はあまりこうむらないうつ病の類型である。これに対して1990年代に入ってから阿部ら[1]が，彼らの精神病理をヤンツァーリク（Janzarik, W.）[68]の生得的構造と力動の観点から考察している。阿部らの考察によると，「未熟型うつ病」の患者の構造（自己構造）は，従来のうつ病（メランコリー親和型）に比べて不安定であるという。1990年代という時代を考えると，それは青年期に至るまで，とりたてて一定の自己像に向けての統合志向性をもたなくとも社会に出るまでは生きられるようになった時代，自己の断片化や刹那的な生き方が普遍化し始めた時代であった（15頁）。阿部らの考察と照らし合わせると，この時代には新たに自己構造の定まらぬうつ病が注目されてきたと考えることもできる。このようなうつ病では，症状や状態像が容易に変化し，うつに伴う悩みも刹那的である。

最後に，2005年に樽見[137]が提唱した「ディスチミア型うつ病」について触れてみたい。これもまた上述のうつ病の諸概念と共通した特徴を持つ。ただ相違として「男性に多い」，「高学歴」，「過保護な環境」といった特徴が崩れており，性別・学歴・環境ともにかなり汎化している点が挙げられる。ここには2000年以降の日本の時代特性が何らかの影響を与えている可能性がある。それは，それまでの新たなタイプのうつ病に目立った格子型人間の特性が，男女，養育環境，教育環境を問わずに見られるようになってきたことを示唆する。そこには2000年以降，男女問わず格子型の「こころの構造」が形成されやすくなっている状況を垣間見ることができる。

●現代の青年と「うつ」

　以上の歴史から分かることは，ともすると本邦の臨床家は，メランコリー親和型性格を基準にうつ病の病理や，うつ病者の人物像をみてしまいがちであり，翻って現代青年のうつ病像から，彼らの人物像を否定的にとらえる傾向があったことである（ときに「人格の異常性」の議論にまで及んだりした）。しかし現代日本文化では，典型的なメランコリー親和型としての自己の形成が一律に強調されることはなく，たとえそれに親和性がある素質を持ったものでも，放射型人間，格子型人間としての本来の特徴が表出されやすくなっているのである。

　いずれにしても，うつの意味が自己との関連，ないしメランコリー親和型人間との関連で捉えられにくくなり，不安と同様，「生の感覚」として体験されやすくなった可能性もある。また当然のことながら，うつに対して自ら対処しようとする姿勢も，以前に比して乏しくなり，しばしばうつを専門家に委ねる文化も進展しつつある。つまりうつ（うつ病）とは，以前のように「自己の構造」との結びつきを失い，純粋に気分の現象（障害）としてのみ認知されやすくなってきたように思えるのである。現代においてうつ病の診断が増加した背景には，このような状況が影響している可能性がある。

　うつ症状は，それ自体いかなる人間にも存在し得る現象である。大切な点は，やはりそれが，その人の自己とどのような関係をもって認知され，対処

されているかを見極める目なのであろう。

第4節 それでも残るメランコリー親和型性格
――現代青年のうつの実態

●日本の現代社会とメランコリー親和型性格の行方

　現代の青年には，以上のようなうつ病の変遷がみられたが，最後に注意しなければならない点は，前節で述べたようなうつ病の変遷を，強調し過ぎないことである。少なくとも筆者が現在関与している医療，スポーツ界の青年では，今なおメランコリー親和型性格者のうつ病の特徴をある程度備えた患者に出会うことが多い。芝[121]もまた，典型的／教科書的なメランコリー親和型性格者の数は激減しつつあるにしても，非典型的／非教科書的なメランコリー親和型と言える若き日本人は意外と多いのではないかと述べている。

　日本人の精神現象を述べる際に重要なのは，むしろメランコリー親和型性格を国民性にまで普遍化させ得た，そもそもの日本人の生き方にあると思われる。日本社会に長くみられる生き方の特徴は，個の確立よりも身近な集団の和の成立，そして個々の集団の閉鎖性にある。多くの現代の青年にとっても，この傾向が少なからずみられる。そこでは，人物像ないし自己像としてのメランコリー親和型はとりたてて意識化されなくとも（本人が気づいていなくとも），他者配慮的で責任感が強い生き方，つまりメランコリー親和型性格者が持つ価値感は存在していると思われる。すなわちメランコリー親和型性格者のうつ病は，将来においてもわが国のうつ病の代表的な類型として残る可能性がある[121]。それは非典型的ではあっても，さしずめ現代版メランコリー親和型性格者と呼べる人のうつ病である。

●現代版メランコリー親和型性格者の症例──放射型人間の例

A子　初診時　23歳　女性

　生活史：A子は会社員の一家に第2子として誕生した。父親は会社人間であったが、休日には子どもたちを連れてキャンプに出掛けるなど、家族のまとまりはよかった。

　A子は小学校時代から活発な女の子であり、成績も上位に位置していた。4年生からは友人とテニスを始め、地元のクラブに入ってその腕を伸ばしていった。クラブの指導者は、「彼女のやる気をグングン伸ばす指導」を行い、それは彼女が中学を卒業するまで続いた。中学卒業後、A子はテニスの盛んな高校を選択、この時期の彼女は「何事にもプラス志向であり、それが私のキャラクター」でもあったという。大学入学後も彼女はテニスを続け、この時代には、「へこたれるような場面でも常に前向きで、プラス志向で押し通してきた。とにかく頑張って努力すれば、必ず道は開けると思っていた」とのことである。大学3年時からA子は、テニス部のキャプテンとなり、部員からも慕われ、就職にあたっては「明確な将来像はなかったが、頑張ることに意義を持たせ」、就職担当の職員からも「その性格を売りにして、どんどん攻めるように」アドバイスされた。

　現病歴：大手企業の営業関係の仕事に就いたA子は、「明るく、ポジティブ」な性格のため周囲からの期待も大きく、同期職員の中心的存在になった。しかし社会人としての責任は厳しく、個人的な営業成績は期待されるほど伸びなかった。残業も増加し、入社後1年目には体調不良を訴えて欠勤しがちになった。そのためA子は、「周囲の人から×マークをつけられているのではないか」と怯え、さらに体調が悪化した。

　入社後1年半目、「どうしてもポジティブになれず、明るさもなくなり、自分らしさが消えてしまった。元気度のなさから、うつになったのではないかと思い、ネットで調べてみると、そこに書かれていたうつ病の特徴を満たしていたため」、近所の精神科を受診、医師からもうつ病と言われ、抗うつ薬（パロキセチン：20mg/day）を服用し始めた。約1カ月で気分は多少上昇したが、「また同じように自分を見失うのではないか」と職場に戻る勇気が湧かず、復職は困難であった。また不安が増大し、家庭では些細なこと

で母親との感情的な衝突がみられたため，初診後4カ月目，A子は大学時代の教員に相談し，筆者のもとを訪ねてきた。

　治療歴：その際に語られた彼女の悩みは，「自分らしさがわからなくなった」こと，「自分の感情のコントロールができず，母親や付き合っている男性に当たってしまう」ことであった。そこで面接では，彼女の小学校時代からの生活史を振り返りながら，彼女の性格特徴（および自己感）を話題にした。その結果，徐々に彼女は，「私はそれほど前向きでも，ポジティブでもない。本当は真面目人間で，物事をきちんとしなければ気が済まない質（たち）であると思う」と語り始めた。また人間関係に関しては，「まず他人の気持ちを考えてしまい，あれこれと悩むタイプ。自分がどうみられているのかも，すごく気になるタイプ」であることを内省した。その後A子は会社を退職し，現在は別の企業で事務職を行っている。母親との関係も改善し，27歳時には以前から付き合っていた男性と結婚した。

　この症例の場合，以前であれば，おそらく高校ないし大学時代から，自他ともにメランコリー親和型としての役割意識が明確にされやすかったものと思われる。しかしそのような文化的な器が日本全体として存在しにくくなった今日では，本来，メランコリー親和型の特性をもっていた人たちも，その特徴を認知する機会が少ないのかもしれない。なかにはA子のように，たんに「明るく，ポジティブ」に生き，集団内で適応している者も少なくない（後にA子は，メランコリー親和型のような性格を認めると，「周囲からネガティブな人間と思われてしまいそうで怖かったのかもしれない」と述べていた）。

　先述のように，わが国には集団ごとに「○○像」という規範らしきものが残っていることが多く，暗黙の規範（人物像）を求められることが少なくない。A子は生来的に放射型人間と思われるが，彼女のような女性では，このような集団内で，メランコリー親和型性格の特性を認知しないまま，やみくもに自己を「○○像」に一致させることもあろう。そこでは一定の適応は可能であるが，自己の内省が乏しい分，周囲に翻弄され，エネルギーを消耗することが危惧されよう。

● 現代版メランコリー親和型性格者の症例──格子型人間の例

D氏　初診時30歳　男性
　生活史：D氏は2人兄弟の長男として誕生した。もともと物静かな子どもであり，交友関係もそれほど広くなかったが，「優等生タイプ」ではあったらしい。中学時代から水泳部に入り，高校時代にはキャプテンも務めたことがある。なおこの時期を振り返ってD氏は，「羽目を外すことなく，取り柄のない人間であった」と語る。大学は親の期待もあって，伝統のある理系の大学に進学，大学4年間も与えられた課題をこなし，ゼミでは責任者（ゼミ長）を任されていた。就職に当たっては，「学んだ知識と技術を活かせる職業に就くことだけ」が目標であり，大学の就職課で自分の長所と短所を尋ねられた際には，それまでそのようなことを考えたことがなかったので戸惑ったという。担当者からは，「真面目，几帳面，ゼミ長を任されたのであるからリーダー的素質がある」ことを強調して就職試験に臨むようにアドバイスされたとのことである。
　結局D氏は，ある建築会社に技師として勤務した。就職後のD氏は仕事に励み，28歳時には結婚，そして29歳時からは，ある企画のチーフを任されるようになった。
　現病歴：30歳時の秋ごろから，D氏には不眠と食欲不振が見られ始め，その後，疲労感，気力の低下，部下に対する罪責感などが強まった。翌年春の健康診断では，希死念慮が認められたため，産業医の検診を受け，筆者を紹介された。D氏には生気感情が乏しく，思考や行動の制止も認められた。また「会社と依頼主との板挟みで疲れた。スタッフの数も足りず，部下たちから限界であるという声を毎日聞いている。チーフとして彼らに何もしてあげられなくて申し訳ない。家に帰って一人になると死にたくなるけれど，部下のことを考えるとそうもいかない」と述べていた。
　メランコリー親和型のうつ病として治療を開始し，それと同時に最低1カ月間の休職を指示した。当初，休職に対して罪責感を述べていた彼であったが，人事とも相談して自宅療養が開始された。1週間後，D氏は「だいぶ楽になりました。休養ができました」，2週間後には「会社のことは考えない

で休んでいます。家族とリラックスして，大分元気が出ました」，3週間後には「さすがに暇になってきたので，復職を考えようと思います。人事に電話をしたら，もとの職場に戻ることはないから安心するように言われました」と述べた。筆者としては，当初のメランコリー親和型性格を考えると，あまりにも早い回復，休職前の職場への執着の薄さに驚いた。その後D氏は復職し，本社勤務を行っている。少なくともこの1年間，再発は見られない。

この症例は，発症前の部署にいる限り，メランコリー親和型の人物像を示していた。しかし発症によって部署が変わると，(筆者からみると)いとも簡単にその役割を忘れ，別の勤務内容を淡々とこなしているように見えた。たしかに彼は格子型人間と思われ，ここにその特徴が顕在化していると考えられる。ただ以前のメランコリー親和型性格者であれば，もっと役割意識に一貫性がみられたように思える。そこに自己像の曖昧化や，自己の一貫性の希薄化という社会的変化による影響を受けた，現代版メランコリー親和型性格の特徴をみることができるように思われる。

● 双極Ⅱ型の台頭

近年気分障害の中で，とくに注目を集めているのが双極Ⅱ型であるが，筆者にはこの現象にも文化の変遷が，多少の影響を与えているように思える。双極Ⅱ型は，DSM-5の診断基準では，「少なくとも1回の軽躁病エピソードの存在（または既往歴）に加えて少なくとも1回の抑うつエピソードの存在」，「躁病エピソードが存在したことがない」，さらには「抑うつ症状，または，抑うつと軽躁を頻繁に交替することで生じる予測不能性が，臨床的に意味のある苦痛，または社会的，職業的，または他の重要な領域における機能の障害を引き起こしている」などの特徴を持った障害であり，内海[145]によれば，近年，日本の臨床の場でこのタイプが目立つという。

ちなみに内海[145]は，その臨床的特徴（日本人症例）を詳細に考察して，①気分のたびたびの変化，急激な変化，②抑うつ症状の不全性（不揃い，どこかちぐはぐな感じ），③抑うつの出現場面の選択性（仕事場面でのみ抑う

つ症状が出るなど），④不安，焦燥感，⑤逸脱行動（demoralization），⑥自傷行為，自殺衝動がみられやすいと指摘している。ところでこれらの記述を，メランコリー親和型性格者のうつ病を基準にみてみると，前節で述べた近年の青年のうつ病と共通した特徴が浮かび上がってくることに気がつく。そこでここでは，双極Ⅱ型の女性例を提示して，この点を確かめてみたい。

● 双極Ⅱ型の症例

B子　初診時24歳　女性

生活史：B子は，小学校時代より勉強熱心，熱中しやすい，負けず嫌い，他者配慮的といった傾向の目立つ女性である。会社員の家庭で生まれ，小中学校時代には成績，運動能力ともに優れ，クラスの中心的な存在であった。高校時代からバスケットボール部に入り，「人一倍練習をして」全国大会への出場経験も持つ。彼女は，大学入学後もバスケットボールを続け，卒業後は身体能力に関する研究を希望し，大学院に入学した。

現病歴：大学院入学後まもなくして，「大学時代から気になっていた気分のムラ」が激しくなり，勉強に集中できる時とそうでない時との差が出てきた。とくに大学院では，先輩や仲間を巻き込んだ実験を遂行しなければならず，「その間に気分が落ちたらどうしよう」と気になった。実際に修士課程2年目の4月（24歳）には，自分で計画を立てた実験中に，集中困難，不安，気力の低下を来し，十分な遂行ができず，「皆に申しわけなく，一気に自信をなくした」という。そのためB子は学生相談室を訪ね，以後筆者による診療が開始された。なお初診時の症状を列記すると，不安，対人過敏，実感の喪失（離人症状），底なし沼に落ちるような抑うつ感であった。

治療歴：筆者はうつ病の診断でB子の治療を開始し，精神療法（うつ病の小精神療法[79]と離人症状の説明を含む）とともに薬物療法を開始した。しかし不安，焦燥感はおさまらず，さらに一過性に亜昏迷を思わせる状態像を呈した。このような状態は，ほぼ1カ月で改善されてきたが，軽微な離人症状と集中困難，アンヘドニア[註35]が残存した。また詳細な観察を行なうと，頻

註35：アンヘドニア（anhedonia）とは，一般に「楽しい」「嬉しい」「心地よい」などの快感情の喪失を意味する用語である。

回の気分の変動がみられ，軽躁状態（長くても2〜4週間）では，地元でバスケットボールのコーチなどを引き受けてそれに没入，しかしその後のうつ状態（長くても1カ月）では，軽躁状態時に引き受けた約束をこなせず，他者にかけた迷惑への懺悔や，自身への罪責感を延々と述べる状態が続いた。

大学院を修了したB子は，その後の3年間，2カ所の職場で非常勤職員として勤務した（常勤職員への道は「いつダメになるかわからなくて自信がない」と自ら選択しなかった）。働き方は熱心で他者配慮的，「同僚の手の及ばないところはすべてカバーする」といったものであったが，早晩「疲労」と抑うつ感，同時に不安や離人感の出現を招いた。このようになると対人過敏，自責感も強まり，休職や退職を余儀なくされた。現在（29歳）B子は，双極II型を考慮した炭酸リチウム，バルプロ酸ナトリウムなどの使用によって，気分の変動はある程度の安定をみている。しかし仕事を完璧にこなす軽躁状態の時期と，不安，対人過敏，離人感が増大し，あまり「動けなくなる」時期（軽うつ）とは繰り返されている。

● 双極II型と現代文化

双極II型は，基本的には（内因性の）気分障害であり，理論的には文化との直接の関連は薄い。しかしこの症例で注目されることは，彼女の人物像が，現代版メランコリー親和型であることである。たしかにB子の社会での生き方は，A子との共通性がある。すなわち集団の中での適応はよく，とりわけ社会人となってからの職場での評価は高いものであった。それは「気配り，正確さ」といった点で目立ち，実際にB子は正職員への道を勧められたことも数回あった。このような背景もあって，筆者自身，当初は彼女をメランコリー親和型性格者のうつ病と診てしまっていた。しかし彼女には確かな軽躁状態が存在し，気分の変動は激しく，それが彼女の苦痛の中心であり，また気分安定薬が一定の効果を示した。つまり彼女に対しては，あくまでも双極II型の患者と診て治療を行う必要があったといえる。

この事例から学べることは，青年期の患者の場合，B子に対するような診たて違いが，意外と多いのではないかということである。その一つの理由と

して，わが国の治療者が，メランコリー親和型性格とうつ病とを強く関連付けて考える診療姿勢を持っていることを挙げることができよう[註36]。しかし同時に，いまだ本格的な社会経験の少ない青年の場合，頻回の気分変動による苦痛が明言されにくく，成人のように正職員を回避するといった対処行動もまだ目立たないことも理由となろう[註37]。

 以上，「うつ」の意味が自己との関連で捉えられにくくなった現代の日本文化全般の中でも，メランコリー親和型の生き方は形を変えながら存在し続けていることは，否定できない。たしかにうつ病の病像に，放射型人間，格子型人間としての生得的な特徴が表出されやすくなったことは事実であっても，かつてのメランコリー親和型性格者のうつ病は，現代版メランコリー親和型性格者のうつ病，なかには双極Ⅱ型として顕在化する場合も少なくなさそうである。つまり現代の青年のうつ（うつ病）を理解するには，やはり本人が自己に対していかなる姿勢を持っているのかを理解することが肝要と言える。

●現代の青年とうつ（うつ病）──第2章のまとめ

① うつという症状は，基本的にひとの「こころの構造」とは直接の関係のない精神現象であると同時に，それはひとつの状態（情態）を意味する。
② しかしうつ（うつ病）は，不安以上に自己像との関連で捉えられてきた歴史を持つ病態でもある。とくに日本の臨床家は，メランコリー親和型

註36：この点をめぐって，さらに考察を膨らませば，B子のような事例は，以前であればメランコリー親和型性格を基盤としたうつ病者として生きていた可能性も否定できない。もし彼女が，メランコリー親和型性格を強く求められる時代に生育したとしたら，彼女自身，青年期に至る過程で，そのような自己像を認識し，その生き方の下で多少の気分の変化が覆い隠され（微妙な気分の変動を過敏に認知せず），より大きな気分の変動であるうつのみを認知していた可能性がある。このようにみると，一定の規範の減弱や，その規範に向けての自己の統合志向性の減弱が，かつて以上に双極Ⅱ型を顕在化させている可能性は否定できないであろう。

註37：抑うつがある程度改善されているにもかかわらず，正職を避けるといった対処行動は，一般に頻回の気分の変動を来す双極性障害でみられやすい。

性格者にみられるうつ病を，その基準として考える傾向が強い。
③ 一定の自己への志向性が減じた現在では，メランコリー親和型を一旦離れて，うつ（うつ病）をみていく必要がある。さもないと，メランコリー親和型性格者以外のうつ病者の人物像を，否定的な先入観で捉えてしまいかねないからである。
④ メランコリー親和型性格への志向性が減じた現在のうつ（うつ病）では，生来の「こころの構造」である放射型人間，格子型人間の特徴がうつ病像に反映されやすくなっている。このようなうつ病者に対しては，それぞれの生得的な特性を考慮した対応が必要になる。
⑤ 一定の自己への志向性が減じた現在でもなお，日本ではメランコリー親和型に類した性格を持ったうつ病症例が少なからず存在することも確かである（現代版メランコリー親和型性格者のうつ病や双極Ⅱ型の形態をとっている可能性がある）。

第IV部
現代の青年のこころの理解とその課題

第1章　格子型人間の時代
――自閉スペクトラム症（自閉症スペクトラム障害）とASD（PDD）型自己をめぐって

第1節　自閉スペクトラム症（Autism Spectrum Disorder: ASD）への注目をめぐって

●21世紀と自閉スペクトラム症（広汎性発達障害：Pervasive Developmental Disorders: PDD）

　第Ⅰ部（16頁）で述べたように，2000年以降のわが国では，インターネットが子どもから大人にまで普及し，われわれはパソコンの画面の中でものを考え，行動することに慣れてきた。このような画面は世界へ通じる窓として，自己の構造や機能をも変え，いつしかわれわれは，タッチパネル状の自己感，世界感をもつ（イメージできる）ようになってきたとも思われる。格子型人間にとっては生きやすい時代となってきたが，問題はタッチパネル状の自己が，複雑な人間関係の営みの展開される成人社会には，そのままでは適合しにくい点である。格子型人間に生じるこころの病理に関しては，解離，離人症，統合失調症性の精神症状，さらには不安やうつの中でも詳しく述べてきた。しかしここで問題にするのは，たとえば金剛界（32～33頁参照）のような放射型の要素をも取り入れた適応的な格子型人間の自己イメージではなく，以前に筆者[49]が指摘した，高機能ASD（PDD）者がもつ自己像，つま

りASD（PDD）型自己（以下ASD型自己と記載する）である。これこそがタッチパネル化した自己像なのである[註38]。

たしかに現在，学生相談室をはじめとする青年期の臨床現場で，ASD（PDD）という概念はもっともホットな話題となっている。しかし，近代西欧型自己を基準に展開した心理学や精神病理学の歴史が100年を超えるのに対し，ASD型自己を基にした心理学や精神病理学は，ほとんど存在してこなかったのが現状である。たとえ存在したとしても，そのほとんどは既存の心理学や精神病理学の概念を援用した解釈にとどまり，残念ながらASD（PDD）者のこころの理解には距離がある。そこでこの章では，ASD型自己の特徴を整理し，その上で彼らに生じる精神現象を見直してみたい。

●格子型人間とASD型自己

ASD型自己は，基本的に格子型人間の特徴を備えている。つまり彼らの世界は，通常，開かれたウィンドウの中で展開し，彼らはその中身，つまりその中の対象と一体化した存在様式をとっており，認知対象との間に心的距離をあまり持っていない[130]。このような彼らの存在様式においては当然，他のウィンドウ内の対象は原則として射程外のものとなっている。PDD（ICD-10）のひとつとして位置づけられているアスペルガー症候群の最初の報告者であるアスペルガー（Asperger, H.[7]）自身が述べているように，彼らの生きる世界では，「自生的に人格の中心から出発し，種々の外的な状況

註38：1990年以降の文献をたどると，世界的情勢として，高機能ASD（PDD）の有病率が増加している。たとえばChakrabarti, S.ら[19]はPDDの有病率を0.626％（このうち74.2％が高機能群）であると記載し，さらに，いまだに十分に診察されているとは言いがたいこの障害の状況を加味すれば，この値は今後も増加しそうな勢いであるという[46,92]。ただわれわれが臨床現場で気を付けなければならないことは，このデータに踊らされてASD（PDD）の診断の壁を低くしすぎないことであろう。つまりタッチパネル化したこころの構造をもつ者に対して，安易にASD（PDD）という診断を行わないことである。DSM-5にも記されているように，ASDであるためには，その診断基準を満たすと同時に，社会生活に困難が生じている必要があるのである。筆者がここでASD型自己に注目するのは，診断以前に「タッチパネル化」した現代の若者のこころの理解とその適応に向けての対応に有用であると考えるからである。

にふさわしい反応を取らなければならない正常な行動と違って，（中略）限定化（ほかの領域は沈み込んでいる）している」のである．

ASD型自己は，格子型の自己像の中でも，より純粋な格子状構造でイメージ化できる．つまりこれまで述べてきた一般の格子型人間の自己との相違を述べれば，格子の各枠の中身もまた基本的に格子状となっているのである（まさにタッチパネルの構造）．このような彼らの自己機能では，エンパサイジングの動因がかなり少なく，その分システマイジングの動因が強く発動されやすい（図1-3参照）．

しかしこのようなASD型自己者も，社会の中では自己の統合を必要とされる場面に遭遇する．その際に彼らがしばしば用いるのは，各ウィンドウを離れてパネル全体を俯瞰するイメージであり，それが彼らにとっては全体を統合（コントロール）する自己‐世界感となる．先に述べたように，これは多かれ少なかれ格子型人間全般に認められる傾向であるが，ASD型自己者の場合には，「パネラー的感覚」自体が強く意識され，またコントロール作業がきわめて意図的なものとして体感されやすいようなのである．ちなみにある高機能ASDの技術者は，「僕の人生はゲームです．僕自身がパネラーのようなものですから」と述べていた．ここまで意図的となると，一般者のこころとの間にある程度の溝が形成されてくる．

ASD型自己を持つ者を，一人の人間としてみた場合，他にも格子型人間でみられた特徴が極端な形で認められる点がある．たとえば彼らは認知したものを「自分のものとして」統合する志向性が一般の格子型人間以上に（自然に）生じにくく，したがって自己の固有性（自分が感情や思考，信条，意見などをもつ固有の存在であること）をほとんど認識しないで（開かれたウィンドウの世界を）受動的ないし自動的に生きる傾向をもつ．自己の固有性を認識しない以上，彼らは他者の固有性も認識しにくい．また開かれたウィンドウの世界を自動的に生きている彼らには，それを邪魔するような外からの刺激は極めて苦痛であり，彼らからすれば，今生きている世界自体の存続が危機に晒されることになりかねなくなる．

以上を押さえた上で，次節ではASD型自己者の示す，精神症状の理解に

迫りたい。

第 2 節　ASD型自己者における精神症状──自閉スペクトラム症における精神症状の理解にむけて

● ASD型自己者が示す精神障害,精神症状

　ここでまずわれわれが確認しておかなければならない点は，ASD 型自己とはあくまでも完成された青年（成人）の「こころの構造と機能」の類型である点である。したがって一般者の（完成された）自己を基に築かれた精神症状論は，そもそも当てはまりにくい。しかしその一方で，彼らの精神現象は，（原因を問わない）操作的診断では，（ASD 以外の）いかなる精神症状の診断基準をも満たしてしまう可能性がある。ここに ASD 型自己を持つ者の，臨床心理学・精神医学における大きな矛盾が生じているのである。実際に（ASD 型自己を発展させ得る）高機能 ASD（PDD）では，他の精神障害との「合併」に関する話題が豊富になってきている。もちろんこれは，操作的診断を利用した知見であるが，とりあえずここでは，高機能 ASD（PDD）と他の精神障害との合併に関する現在の知見を概観しておく。

　まず，高機能 ASD では，一般に複数の精神障害の合併がみられるという調査結果が増えてきた。例えば大規模な一般人口を対象とした ASD（PDD）者の精神障害合併率の調査をみると，それは70％～74％に達すると報告されている[97,127]。精神疾患別でも，すでに種々のデータが蓄積され始め，たとえば最近の書の中で Howlin, P.[59]は，PDD（とくにアスペルガー障害：DSM-IV）者は，気分障害を持ちやすいと指摘し，Mouridsen, S. E.[101]によれば非定型自閉症（ICD-10における PDD の一類型）では，これが11.2％に達したという。不安障害の発症もまた一般者に比して高く，過去のデータのメタ解析結果では，18歳以下の ASD（PDD）者のうち，39.6％が少なくとも一つの不安障害をもつことが明らかにされている（van Steensel, 2011）[146]。なかでも高機能 ASD（PDD）者ではその発現率が高いという報告もある[31,87,93,150]。

しかし，ASD 型自己の本態に立ち返ったとき，ここで成人の高機能 ASD (PDD) 者の合併症として問題となった種々の精神症状が，精神病理学的ないし臨床心理学的に，本当に合併に基づくものなのか，それとも ASD 型自己そのものの機能的な特徴なのかは，さらなる議論が必要であろう[18]。そこで以下では，ASD 型自己の機能様態から，彼らが示す精神症状の特徴を見直してみたい。ここでも本書のこれまでの流れに沿って，まず自己をめぐる精神症状，そしてより生物学的な現象である不安やうつに関する問題の順に述べる。

● ASD 型自己と自己をめぐる精神症状──統合失調症症状を中心に

本来的に自己の統合志向性をもちにくい ASD 型自己者は，とりわけ近代西欧型自己を標準としてみてしまうと，おしなべて「自己の成立不全」という病理を持っているかのように見えてしまう。それゆえに彼らはしばしば，統合失調症という診断を下されかねない[47, 49, 52, 54]。なかでも ASD 型自己の機能の仕方が，精神病理学的にみても診断学的にみても，そのまま統合失調症の陰性症状[註39]に当てはまり得る点を，臨床家は押さえておく必要がある。つまり ASD 型自己は，常に変わることがなく，常にひとつで（統合されていて），常に他者との相違が明確で，常に能動的に行動できる[69]といった，近代西欧型自己に代表されるような，高度に統合された自己（放射＋同心円の構図でイメージ化される自己像）とは本来的に異なるのである。

次に押さえておかなければならない点は，陽性症状の一部に関しても，それが ASD 型自己の示す機能様態の表れである場合がある。たとえば杉山[129]の言うタイムスリップ現象がその好例となる。タッチパネル型の ASD 型自

註39：陰性症状とは統合失調症における感情鈍麻，行動の貧困，言語の発動性低下や貧困化などの特徴を指す。これは本来人間として期待されている機能の弱さを「症状」として取り上げたものである。一方，幻覚，妄想など本来健常な人間には見られない症状は陰性症状に対して陽性症状と呼ばれている。石井[67]は，「自閉症圏と統合失調症は，陰性症状という共通のアスペクトを有する」と述べており，また実際に陽性・陰性症状評価尺度の結果から，両者の青年および成人例では，陰性症状で共通点を有しているという報告もある[88]。

己では，いくつものウィンドウが併存している。もしもあるウィンドウの中に過去の苦痛な体験（たとえばいじめられ体験）が満たされており，しかもそのウィンドウが偶然に開かれてしまうと，彼らの眼前には，突然，過去の苦痛ないじめられ体験の光景がフラッシュバックしてくる。そして彼らの言動は，その光景に怯えたものとなる。他者から見るとそれは，今の現実関係からは「了解しがたい」現象と捉えられ，精神医学的には「被害妄想」と解釈されかねないのである。

いずれにしてもASD型自己における自己をめぐる病理の多くは，ASD型自己の機能の様態を反映したものであり，一般者のもつ自己とASD型自己とのズレが「精神症状」として解釈されたものといえる[註40]。

自己をめぐる問題としてもうひとつ考えておかなければならないことは，ASD型自己者であっても自己の統合の問題に直面することがあり得る点である。それは理論的に言えば，格子‐放射スペクトラムの中のゾーンX[52]に位置する一群（87頁参照）で，かつ彼らが周囲から強く自己の統合や成立を求められた時と思われる。このような彼らがまず体験するのは，自己（近代西欧型自己）の欠如感であり，しかも「こころの構造」上，これは乗り越え難い課題となる。精神医学的にそれは離人症や「自明性の喪失」という精神現象に当てはまる。この領域の青年は，いまだASD型自己の自己像を描けず，かといって新たに近代西欧型自己（放射＋同心円の構図を持つ自己像）も構築できず，長期にわたって「自己」そのものの根源を探究し，同時に極度の不安を体験する。この病態は，近代西欧型自己を基準に眺めれば単純型統合失調症に，ASD型自己の視点から眺めれば，適応困難なASD者となる可能性がある。

註40：ASD型自己者にみられる解離症状に関しても同様であり，その本態の多くもタイムスリップ現象である。つまりいくつものウィンドウが併存している彼らの「こころの構造」では，思った以上に各ウィンドウが自動的に開いてしまうことが多いようである。それらが開かれると，彼らのこころはそのウィンドウの中に引き寄せられ，そこを生き始める。これが一般者から見ると解離にみえてしまいかねないのである[51]。

● ASD型自己と不安

　不安は，本来自己構造や機能とは直接の関連のない現象であり，状態（情態）として体験されるものである。ASD型自己の不安体験は，その構造上，自己にとっての意味を持ちにくく，したがって神経症性の加工は難しい。彼らの不安は，往々にして「生の身体感覚」と結びつき，激しい苦痛を彼らに与え，それがそのまま衝動行為に直結することも少なくない。ここまでは，格子型人間の不安体験とそれほどの相違はない（102頁参照）。

　ASD型自己で顕著となるのは，いわゆる「パニック」症状である。その背景にはASD型自己の特徴が，さらに顕著に関与していることがあるからである。その一つがやはり「タイムスリップ現象」であり，もし過去の不快で苦痛な体験に関連したウィンドウが開かれれば，彼らは今，ここにおいて，それを再体験することになる。そこでは不安は生々しい体験として彼らを襲い，行動もまとまらなくなり（衝動行為も少なくない），周囲から見ると「パニック発作」に見えてしまいかねないのである。彼らの「こころの構造」を考えると，このような現象は日常的に生じ得る現象であり，したがってこれは一般者にみられる「パニック発作」とは精神病理学的に異なった病態である。また通常の彼らが，ひとつのウィンドウに引き込まれて，その中で受動的，自動的に存在しているのであるとすれば，周囲からの突然の場面の転換要請は，そのような彼らの存在様態を脅かすことになる（たとえば，突然別の課題や仕事をするように言われた時など）。その際の彼らの戸惑いもまた，しばしば「パニック発作」として捉えられかねない。これもやはり彼らのこころの構造の特徴を反映した現象である[注41]。

註41：かつて不安との関連で捉えられていた強迫症状に関しても，ここで一言触れておく。それはASD（PDD）の特徴である「こだわり」との異同が問題になるからである。ASD型自己を持つ彼らは，通常，ウィンドウ内の決まり事を自動的に生きている。しばしばその内容は彼らの世界（自己）にとって内省以前の当たり前の規則となっており，そこから離れることは想定外の事象となる。この（お決まりの規則という）側面は，周囲から「異常」な形，すなわち「こだわり」として露呈しかねない。それが一般者からは強迫症状にみえてしまうこともある。ASD型自己者では，このようなこだわり（お決まりの規則）に対して，「無意味さ」を感じることは原則としてない。

いずれにしても不安症状は，操作的診断の視点ないしそれに基づいた概念では，ASD型自己者にも多く見られるが，一方でそれらの精神病理は，われわれが馴染んできた神経症を基にしたものとは異なるという二重性を理解しておく必要がある。

●ASD型自己と気分をめぐる症状

うつも不安と同様，本来自己構造や機能とは直接の関連のない現象であり，状態（情態）として体験されるものである。前述のように，操作的診断に依拠すると，うつ病は不安障害（不安症）以上にASD（PDD）者にかなりの頻度でみられると報告されている。第Ⅲ部でも述べたように，うつ病には内因性と心因が深く関与したものとが存在する。ただこれまでのASD（PDD）者を対象とした報告を概観してみると，そのほとんどが心因が深く関与したうつのようである[49]。なぜならASD型自己の構造や機能と，一般者の自己構造や機能との間には質的な相違があり，そのような中でASD型自己の諸特徴は，種々の誤解を呼び，たとえば「協調性のない人，自分勝手な人，場の空気を読めない人」といった評価[49]を受けてしまうからである。たしかにそのような状況が長く続けば，彼らは抑うつ的にもなろう。

ただここで押さえておかなければならないのは，その表現形がASD型自己構造によって，さらに修飾される点である。とにかく彼らの抑うつ気分の多くは，一つ（ないしせいぜい数個）のウィンドウ内を占める基底感情（情態）であるように思える。このことは，別のウィンドウが開かれることで彼らの抑うつ気分は消失し得ることを意味し，実際にそれによって周囲が呆気にとられることもしばしばある。もちろんこのようなことは，格子型人間全般に認められることであるが（107～108頁参照），ASD（PDD）型自己ではこれがさらに極端なことが多く，うつ状態に対する振り返りは少ない。ないしは振り返ったとしても他人事のように語ったりして，（当人を心配してくれた）周囲の者の反感を買うこともある。

一方で，彼らには内因性のうつも存在し得る。しかしその精神病理に関しては，これまで詳細に考察されることは少なかった。既存の希少な記述

を参考にすると，その経過に関しては，急激なうつ状態への移行と急激な回復，症状に関しては「抑うつ感・無気力・無感動・無感覚・不安・倦怠感・心がせきたてられる感じ・いらいら・頭痛・肩こり・息苦しさ」が「低主調音」として続き，それに「疲労困憊するとともに床を転げまわる」（Ghaziuddin[31]らのいう「泣き叫ぶ発作」に類似）といった激しい症状が加わりやすい[136]。いずれにしても生命感情の低下と，生々しい身体感覚にその特徴がある。さらにこのような生々しい感覚は，近年の格子型人間のうつ同様（ないしそれ以上に），直接行動に発展しやすく，激烈な自殺衝動が伴われることがある。

　いずれにしても気分の障害は，操作的診断の視点ないしそれに基づいた概念では，ASD 型自己者にも見られやすいが，一方でそれらの概念は，われわれが馴染んできた一般者を基にした病理構造には当てはまりにくいという二重性を理解しておく必要があろう。

　今後，ASD 型自己をもつ青年が増加するかどうかは，現段階ではわからない。しかしすでにタッチパネルに馴染んだ子どもたちが，これから青年期を迎えることを考えると，われわれ臨床家は ASD 型自己にも対応できるような知見の積み重ねと，彼らのこころを適切に理解できるような心理概念を構築していく必要に迫られているといえよう。そのためには，ASD（PDD）の診断如何にかかわらず，ASD 型自己者の臨床心理的，精神病理的知見の集積が必要と言えよう。

第2章　現代の青年のこころの理解と対応
——青年の心理臨床の方向性をめぐって

　前章で述べたタッチパネル型自己の形成可能性は，逆に言えばわれわれ臨床に携わるものに，大きな示唆を与えてくれる。つまり完成され得る自己には，それが社会に適応的であるか否かを問わず，いくつかの構造や機能が存在し得ることである。まさにこのことが，現代の青年のこころの理解に向けての糸口となるように思える。本書の最後に，現代の青年をめぐって，これまでに見えてきたことを，まとめておきたい。

第1節　現代の青年のこころの理解
——本書から見えてきたポイント

●現代の若者は何故「とらえどころがなく」みえてしまうのか

　第Ⅰ部に記載したように，学生相談室や外来で，現代の青年と話をしてみても，しばしば彼らの語る悩みはとらえどころなく感じられた。まるで彼らには，悩みを自分のものとして受け入れる「こころの器（自己の器）」が存在していないかのように思えたのである。そして臨床家にとってそのような状況は，まさに精神療法（心理療法）の手がかりを見失ってしまう事態を意味した。

　これに対して本書では，まず臨床家（臨床心理士や精神科医）が依拠してきた，臨床心理学・精神病理学の理論自体が孕（はら）む問題から見直してみた。そ

してそこで確かめられたのが，これらの領域の理論や概念が，多分に高度に統合された自己（とくに近代西欧型自己）を前提に作られてきた点であったように思う。ともすると精神科医や臨床心理士は，（人間とは）いつも一点を中心に統合され，いつも一定の自己機能をもち，いつも他人と共生できる努力を怠らない，といった理性的・共感的な存在であることを前提に，現代の青年をみている可能性があるのである。また日本の臨床家の場合，近代西欧型自己とは異なるが，いかなる状況でも強い責任感と他者配慮を重視するメランコリー親和型性格を雛型として，現代の青年をみている可能性もあろう。

　現代の青年のこころが「とらえどころなく」見えてしまう背景には，臨床家のこのような姿勢が存在している可能性が指摘された。本書を通して確かめられたことは，近代西欧型自己にしろメランコリー親和型性格にしろ，特定の文化の中における価値観から生み出された自己像であり，少なくとも万人が共有できる絶対的な自己像ではないということを理解する必要性であったと思われる。

● 「とらえどころのない」現代の青年をどのように理解すればよいのか

　それでは，彼らの「とらえどころのない」こころをどのように理解すればよいのであろうか。既存の臨床心理学や精神病理学の知見から自由になったところで，それだけでは，われわれに待ち構えているのは混沌でしかない。

　そこで本書では，従来のように，すでに完成された自己像を基にして，ひとのこころを解明するといった立場ではなく，そもそも個々のひとが生来的に持っていると思われる素質，なかでもひとが描き得る（用い得る）こころの構図（とそれと結びついた機能）を想定し，それが青年期までにどのように育ち得るのかという視点に立ってみた。つまり放射状の構図で自己‐世界をイメージ化しやすい放射型人間，格子状構図で自己‐世界をイメージ化しやすい格子型人間という2つの類型の想定である。ちなみにこのような2類型の想定は，文化・歴史的（芸術），生物学的（脳科学的），人間学的（男女差など）にみても，それほど無理な考え方ではなかった。

　さて，この視点に立つと，とくに社会側からの特定の自己形成の要求が弱

まってきている現代では，青年たちの言動に，放射型人間，格子型人間の生得的な特性が表れやすくなっていると考えられる。つまり，従来の心理学のように，特定の自己像を基準にしてしまうと，一律に「とらえどころがなく」見える彼らも，生得的な特性にそって行動している可能性があるのである。このようにみると，臨床家にとって彼らの言動は，まったくの混沌としてではなく，ある程度理解可能なものとなり，具体的な対応に向けての糸口を摑む可能性が開けてきたと言えそうであった。

● **現代の青年の精神症状をどのように理解すればよいのか**

　本書の第Ⅱ，Ⅲ部では，現代の青年の自己像ばかりでなく，彼らの精神症状もまた「とらえどころがなく」なってきていることが示された。とくに自己をめぐる精神症状・精神病理は，もはや従来の精神医学の症状・病態概念では，明確に説明できなくなりつつあった。この点に関しても本書では，従来のように，完成された自己像を基にして精神症状を理解するといった立場ではなく，そもそも個々のひとが生来的に持っていると思われる素質，つまり放射型人間，格子型人間がそれぞれ持つこころの構図や機能をベースにして理解するという視点に立ってみた。

　ここから確かめられたことは，社会から要求される自己像が曖昧になればなるほど，また自己の統合志向性の育成が叫ばれなくなればなるほど，典型的な精神症状がみられにくくなるという事実であった。臨床家が依拠してきた精神症状の概念が，主に近代西欧型自己という特定の自己像を基準に作り上げられてきた歴史をみれば，これは至極当然のことと言えよう。やはりわれわれは，既存の臨床心理学や精神病理学の知見から自由になる必要があるのだろうが，ただそれだけではわれわれに待ち構えているのはやはり混沌でしかない。

　ここでも，とくに提示した事例から学べたことが少なくとも2点あったように思える。一つ目は，自己像の場合と同様，「とらえどころのない」彼らの病態の中にも，放射型，格子型人間の生得的な特徴がかなりダイレクトに出現している点であった。たとえば放射型人間であれば，周囲の人への場当

たり的な接近がみられ，格子型人間の場合は別の場面（たとえば趣味の世界）への移動がみられた。これらの事象は，従来の精神病理学では，了解の難しい事象と判断され，ともすると一律に病的な「症状」ないしは「退行」として捉えられる可能性があった。しかしこれを，生得的な特徴とみると，そこに一定の特性を見出せ，それを治療や対応に活用する道が開けてくる。

　二つ目は，彼らには不安やうつを自己との関連で捉えにくい（つまり心理化しにくい）傾向がみられた点である。近代西欧型自己を基準に組み立てられた臨床心理学や精神病理学の理論でいえば，ほとんどの精神症状がなんらかの心理化の産物である。しかしそれがなされにくい者の場合，不安もうつも生々しく体験される。これも従来の精神病理学や臨床心理学からすれば，一律に「了解困難」な事象とみなされかねず，精神療法はその限界に直面してしまう。しかしここで筆者は，序章で述べた支持的・受容的な治療環境（本人の無理のない成長を可能とする環境）の意味が，はじめて明確になったのではないかと思う。つまり，生々しい体験だからこそ彼らには，一旦はそれをまるごと受容される場が必要となるのであろう[註42]。

●現代の青年に一定の自己像は必要か

　第Ⅰ部で述べたように，学生相談室や健康管理室を訪ねてくる現代の青年からは，自己の表現が画一化され，「明るく，元気で前向きな」姿勢が，一律に尊重されている印象が抱かれた。これは上述の「とらえどころのない」自己像とは対照的に，一見すると明確な姿であるかのように思える。しかしそこで強調されているのは，「今のみ」に限定された生きる姿勢であって，必ずしも明確な将来展望を伴ったものではない。実際に，このような刹那的な自己像は，自己不確実感と表裏一体をなしているようであった。

　つまり，現代の青年においても，ある程度の一定の形を持った自己像は必

註42：生々しい不安やうつの表現型にも，よく観察すると，それなりの規則性はあり，たとえば格子型人間の場合，そのこころの構造から，これらの体験も場面の転換によっておさまりやすく，反対に放射型人間の場合はおさまりにくい。受容的治療環境の設定とはいっても，以上のような事実を踏まえた上で，行う必要がある。

要なのである。たしかに前述の「とらえどころのない」青年であっても，彼らが相談現場や医療現場を訪れてくるときには，必ず自己・意識の問題が浮上しており，一定の自己像をもたなければならない状況に直面していた。彼らが実際に生活する現実空間には，至る所にコミュニティ（集団）が存在し，大学内でも，また卒業後でも，そのいくつかに必ず所属しなければならない。そしてその集団の中では，一定の役割を担う必要が生じ，しばしば集団人としての責任も生じる。その際には必ず一定の自己像が必要となるのである。

　もう一つ，この点をめぐって本書の中で確認されたことは，生物学的にもひとの脳には，統合志向性，ないし統合を目指す能力が存在していること，さらにそれが順調に育まれるには，それ相応の学習が必要であるということであった。この分野では放射型，格子型人間の違いは十分に述べられていないが，いずれの類型においても統合志向性自体は，育成し得るひとの機能と言えそうなのである。生物学と人間学とを直接結びつけることは無謀であろうが，やはりひとには，適応のために一定の自己像を育む任務が存在するように思えるのである。

　以上から臨床家は，現代青年の臨床場面においても，ある程度一定の自己像の確立（獲得）を目指す視点を忘れてはならないことが示されたと言えよう。

●現代の青年にはどのような自己像がフィットするのか

　では，自己像の曖昧な現代の青年に対し，臨床家はいったいどのような自己像の獲得をサポートすればよいのであろうか。日本全体として共有できるような自己像がみえなくなりつつある現代において，これは切実な問題と言えよう（よく臨床場面では，「適性」や「個性」という言葉を使用するが，青年期の場合，これはあくまでもその人が持っている一定の自己像を基にして，はじめて語り得る言葉であり，自己像そのものの構築はそれ以前の課題なのである）。自己像の獲得の面でも，現在の青年期臨床は混沌の中にあると言える。

　しかし，ここでまた参考となるのが，放射型人間，格子型人間という生来

的な類型の想定である。本書から確認できたことの一つとして，たとえば近代西欧型自己のような自己像は，放射型人間にとっては馴染むが，格子型人間にとっては，そのような自己像の確立（獲得）や維持に，かなりのエネルギーを要することである。一方でメランコリー親和型の自己像の場合，主に一定の価値観を持った集団内で生活する者にとっては，いずれの類型の人間も獲得や維持が可能であるが，価値観の異なるいくつもの集団を掛け持つような生活を行う者にとっては，格子型人間の方が維持しやすいであろうこともみえてきた。つまり，ひとの生来のこころの構造と，社会が要求する人物像との間には，相性のようなものが存在するのである。それぞれの相性を勘案して，新たに目指す自己像の確立（獲得）と，それを維持しやすい場（環境）を選定していくところに，現代の青年の臨床の方向性（とくに学生相談室のような場における臨床の方向性）が見いだせるのかもしれない。

　このように考えると，一見「とらえどころがなく」，社会適応も困難と思われる現代の青年の場合でも，精神療法ないし心理療法の道筋が見えてきそうに思えるのである。

第2節　現代の青年の心理療法──学生相談室の役割

　タッチパネルが子ども時代から普及し，ともするとタッチパネル化したこころの構造が作られやすくなりつつあると思われる現代，青年たちの目指す一定の（安定した）自己像に関して，筆者なりの考えの大枠を以下に述べて，本書の筆を擱きたい。

●現代の放射型人間──その1：近代西欧型自己像を目指す青年の問題

　放射型人間は，一点を中心に自己‐世界を統合する自然な能力を有しており，その生き方は，すでに36頁に述べた。そのような彼らにとって発展させやすい自己像とは，これまで社会に存在していたモデルで言えば，やはり近代西欧型自己か，ある程度固定された環境に合わせた一定の自己像であると

思われる。

　前者の場合，その発達課題はハヴィガーストが述べたそれに，かなりの程度該当すると予想され，また彼らが呈する精神症状の理解には，精神分析学派の積み重ねてきた知見が，有用と言えよう。ただし注意が必要なことは，現代の本邦においては，この生き方が決して主流でない点である。もし彼らが近代西欧型自己の形成・維持を志向しても，それだけでは決して生きやすいとは言えないと思われる（学生相談室で出会うこのような事例の典型は，西欧諸国での長い生育歴を持つ学生である。このような者の中には，和を重んじたり，刹那的な生き方に終始したりする周囲の学生に打ち解けられず，適応障害を来す者も少なくない）。彼らに対しては，彼らの自己像をきちんと認めた上で，彼らの適応しやすい場（近代西欧型自己の比較的根付いている集団）の模索を促すことが対応の要となろう。

● **現代の放射型人間――その2：一定の自己像を要請される青年の問題**
　メランコリー親和型に限らず，特定の環境に合わせた一定の自己像を育むことも，今日の日本では難しい。なぜなら今日では，男女を問わず多彩な場面で，器用に生きる能力が要求される傾向にあるからである。たとえば放射型人間を象徴する女性をみても，既婚女性では職場と家庭の両立を迫られることが少なくない。とくに職場が特定の規範像を強く要求する場合，2つ以上の自己像を持つ必要に迫られよう。近年盛んに取り上げられているワーク・ファミリー・バランスの課題においても，このあたりが大きな課題となろう。

　いずれにしても日本人の場合，現代においても個々の集団内では，その和を重んじる傾向が残っている。そのようななか，放射型人間は，放射＋同心円状の自己イメージをいくつか用意し，集団ごとにそれを使い分けることが必要となるであろう。平易な言葉でいえば，「割り切る」という姿勢であるが，放射型人間にはそれほど容易な生き方とは言えない。それを成就するには，システマイジングの志向性を存分に発揮させ，それによって構造は同じような放射＋同心円であっても，その改変版をいくつか用意していくことが

求められる。

　いずれにしても放射型人間の場合，用意される自己像同士が，相互に許容できるものであることが望ましいのは言うまでもない。それには所属する集団を，慎重に選ぶ必要が出てくる。むしろその選び方に放射型人間の個性が育ってくるといってもよいように思える。健康管理室や学生相談室における放射型人間への対応においても，このような意味での個性の発見，構築ないし維持のサポートが焦点になるものと考えられる。

●現代の放射型人間
──その3：タッチパネル文化と自己の統合志向性の希薄化の問題

　最後に問題となるのが，幼いころからタッチパネルに親しんできた（親しみ過ぎてきた）放射型人間である。彼らには自己の統合志向性自体が十分に育まれず，ともするとこころの中に，いくつものウィンドウらしきものが，相互の関連なく形成されている可能性がある。こうなると彼らには，場面ごとの刹那的な生き方が目立ち，一人の人間としての人格のまとまりは得られにくいものと思われる。ジャネに倣えば，その都度の「私（の意識）」はあっても，「意味的統合性」は発動されにくく，調和のとれた自己の成立は困難となるであろう（54頁参照）。つまり，これからの時代では，症例S子のような事例（55頁）が増加する可能性があるもしれない。

　では，このような事例にとって目指す自己像はいかなるものなのであろうか。たとえ放射型人間との相性はよいとしても，近代西欧型自己など，高度に体系化された自己像を一気に目指すことは現実的ではない。まずはそれほど規範の厳しくない集団の中に一定期間身を置くことによって，その中で適応可能な一定の自己像にむけて，統合志向性がおのずと出てくるのを待つことも，一法と言えようか。とりわけ放射型人間の場合，そのこころの構造上，統合作用は自然に備わっているのであるから，いずれは，より適応範囲の広い自己像が獲得される可能性がある。

●**格子型人間の場合——その1：近代西欧型自己像の圧力の問題**

　格子型人間の自己イメージは，いくつもの枠をもった格子状構造であり，一点を中心に自己‐世界を統合する自然な力は原則として持ち合わせていない。ただ彼らの場合，格子全体を眺める視点を後天的に獲得することで，その統合が可能となる。そのような彼らの生き方も，すでに37頁に述べた通りである。

　彼らにとって近代西欧型自己の形成・維持は，その「こころの構造」からして，放射型人間よりも難しい。つまり相性がよくないと言えよう。逆に言えばこのことは，以前ほどそのような自己の形成を要求されなくなった現代，格子型人間は生きやすくなったことを示唆する。ただ注意しなければならないのは，それでも一部の集団や場面では，近代西欧型自己が盲目的に強調されている点である。たとえば大学内のゼミナールや就職を前にした各種のセミナーの中に，それを見ることがあり，そこへの所属を契機に「生の不安」が露呈したり，一気に社会的ひきこもりに至ったりする学生も存在する。さらに言えば，今日の大学3，4年生は就職モードに入り，場合によっては学年全体に近代西欧型自己への志向性が俄かに浸透することもある。自己の統合の教育をそれほど受けてこなかった格子型人間であったら，キャンパス自体が「生の不安」が露呈してしまう場に感じられてしまう危険がある。ここで臨床家に必要となるのは，彼らに対して近代西欧型自己以外の自己像の存在を提示し，相性の良い自己像の獲得へと誘う姿勢であろう。

●**格子型人間の場合——その2：現代文化を生きる上での問題**

　格子型人間は，日本文化の流れの中では規範像であるメランコリー親和型への適合性は，放射型人間とそれほど変わらないと思う。とくにいくつかの場面（とくに価値観の異なる集団）を並行して生きる必要のある場合，メランコリー親和型を随所で演じることで，一貫した人物像を維持することも容易となろう。

　ただ現代では，しばしば集団ごとの役割があまりにも異なっていたり，集団ごとに別の顔を作る必要があったりする。メランコリー親和型性格自体も，

以前ほど重視されなくなり，その意味で彼らの自己の統合は難しくなってきた可能性がある。そのような場合，格子型人間にとっては，自己の統合のためのパネラー的視点を育むとよいと思われる。それによってオリジナルな自己像（全体像）を築く道が開かれ得るからである。その点では，最近の若き研究者[155,156]が開発している多重役割マップ（MRM）の活用などは，有用と言えるかもしれない。

さて，ここでも問題は幼いころからパソコンやスマートフォンなどを通して，タッチパネルに親しんできた格子型人間である。彼らの場合，獲得された自己像が，まさにタッチパネルそのものである可能性がある。先に述べた ASD（PDD）型自己を持つ者の増加である。彼らの社会適応は，いくら精緻なタッチパネル型の自己像であったとしても，決してよいとは言えない。高機能 ASD として事例化する者もあろう。彼らへの対応の仕方は，拙書[49]を参考にされたい。

またなかには，（おそらく放射型人間以上に）自己の統合志向性を持たぬまま，思春期に至り，刹那的な生き方をしている者もあろう。つまり症例 Z 氏のような事例（58頁）である。このような事例に対しても，放射型の S 子と同様に，まずはそれほど規範の厳しくない集団の中に一定期間身を置き，その中で適応可能な一定の自己像にむけて，統合志向性がおのずと出てくるのを待つことも有効のようである。なによりもそれは，一定の環境に身を置いた Z 氏自身の後の姿（73頁）が，雄弁に語っているように思える。

附表
心理文化年表

- 本表は，本文Ⅰ部の第2章に対応したものである。
- **年齢**の欄は，1925年生まれから10年ごとに，その都度の時代におおよそ何歳であったのかを示したものである。なお黒枠で囲った範囲は，各時代生まれの人たちの大学生年代に相当する時代を示す。
- **社会的出来事**の欄では，その時代を象徴する歴史的な事項のみを記載した。
- **情報・消費関係の歴史，職業・生活上の価値観の変遷**の欄は，日本人の精神に大きな影響を与えたと思われる情報手段や経済状況，職業や生活上の価値観を抽出したものである。
- **日本人（成人）の心性，青年期の心性，子どもの心性**の欄は，各時代に心理学，精神医学領域で取り上げられた日本人全般の心性（価値観や心理学的特徴），青年期および子どもの心理をめぐる代表的な記述を抽出したものである。
- **家族の変遷**および**家族の変遷と青年の心理**は，牛島[144]が記述した日本人家族の特徴を基に，時代の変遷を捉えたものである。
- **こころの構造**の欄は，本文で述べる「格子型人間」の生き方が認められたと思われる年代を示すために設定した。

■西暦	1945	1946	1947	1948	1949	1950	1951	1952	1953	1954
■年齢(歳)										
1925年生	20					25				
1935年生	10					15				
1945年生 団塊(47-49)	0					5				
1955年生										
1965年生										
1975年生										
1985年生										
1995年生										
2005年生										

■社会的出来事　　　　　終戦

■情報・消費関係
　の歴史

■職業・生活上の　軍国主義・全体主　価値観
　価値観の変遷　　義的価値観(道徳　の変化
　　　　　　　　　　的・儒教的価値観)

　　　　　　　　　　　　　　　　　　　　　　　日本的執着主義の形成―――

■日本人(成人)　伝統的
　の心性　　　　超自我

■家族の変遷　　　　　　　　　　　　　　　家父長的家族

　　　　　　　　日本的大家族制度――――→　旧来の家族制度
■(親子関係)　　　　　　　　　　　　　　　の崩壊が始まる

■家族の変遷と　　　　　　　　　　　　　　対人恐怖(青年たちは
　青年の心理　　　　　　　　　　　　　　　父親の権威に苦労)

■青年期の
　社会問題

■青年期の心性
　青年期のキーワード

■子どもの心性
　子どものキーワード

■こころの構造

　　　　　　　　　　　　1945　1946　1947　1948　1949　1950　1951　1952　1953　1954

附表 *147*

1955 1956 1957 1958 1959 1960 1961 1962 1963 **1964** *1965 1966 1967 1968 1969*

30	35	40
20	25	30
10	15	20
0	5	10
		0

高度成長時代

東京
五輪

家電ブーム(テレビ、洗濯機、冷蔵庫)→テレビによる情報化時代　　　　　　　　　　カー、クーラー、カラーテレビ；3C の時代

消費は美徳
時間感覚の変化
(月刊誌→週刊誌)　　　　　　労働と生産が純粋に善とされる価値観、勤勉に価値観を見出す最後の時代(男は企業戦士)

マイホーム主義

核家族化、親子というユニット、日本的マイホーム主義

男根をもった母親 (子どもの前に君臨)：影の薄い父親

登校拒否(自分の主体性が母親に押さえつけられている。母親の巨大化と父親の権威失墜)

青年：戦後民主主義による教育を受けた世代。反体制運動(反戦運動との結び付き)＝「政治的」な価値観

安田講堂事件

登校拒否の初論文

1955 1956 1957 1958 1959 1960 1961 1962 1963 **1964** *1965 1966 1967 1968 1969*

■西暦	1970	1971	1972	1973	1974	1975	1976	1977	1978	1979
■年齢(歳)										
1925年生	45					50				
1935年生	35					40				
1945年生 団塊(47-49)	25					30				
1955年生	15					20				
1965年生	5					10				
1975年生						0				
1985年生										
1995年生										
2005年生										

■社会的出来事	高度成長時代 大阪万博	石油ショック	ロッキード事件	成田空港開港
■情報・消費関係の歴史			ビデオ時代の到来	パソコンの発売
■職業・生活上の価値観の変遷	→ 脱サラ		価値観の変化	価値観の多様化
■日本人(成人)の心性		----→	日本的執着気質の終焉? →日本的個人主義 ホンネで生きることが正当化され始める 無党派層の増大 勤勉から遊び志向(千石保)	日本的個人主義(他人に迷惑をかけない限りなにをしてもよい、個人の勝手)。 →自己愛性人格文化
■家族の変遷	ニューファミリー		団塊の世代が築き始めた家庭;友達夫婦的、父親の子育て参加	
■(親子関係)	→		家族の緊密化の崩壊、母子の緊密化(物足りない夫)(苦しまないで社会でよい結果を得るために学校へ入る。モノを解した子ども支配	
■家族の変遷と青年の心理	家庭内暴力(父性性、母性性の欠如、父親-母親、親-子、夫-妻の差別の喪失)			
■青年期の社会問題	浅間山荘事件	「政治」の季節の終焉	成田闘争のピーク 学生が保守的になる(千石保)	
■青年期の心性 青年期のキーワード				モラトリアム人間
■子どもの心性 子どものキーワード			リーダーの消失→人気者、学校では真面目であることが軽蔑の対象へ	子ども:自分の将来に対して幻想や期待をもたなくなった。即時的、その場での満足追求
■こころの構造				
	1970	1971	1972	1973	1974	1975	1976	1977	1978	1979

附 表　149

1980	1981	1982	1983	1984	1985	1986	1987	1988	1989

55　　　　　　　　　　　　　60
45　　　　　　　　　　　　　50
35　　　　　　　　　　　　　40
25　　　　　　　　　　　　　30
15　　　　　　　　　　　　　20
　5　　　　　　　　　　　　　10
　　　　　　　　　　　　　　　0

1986.12～バブル景気～1991.2

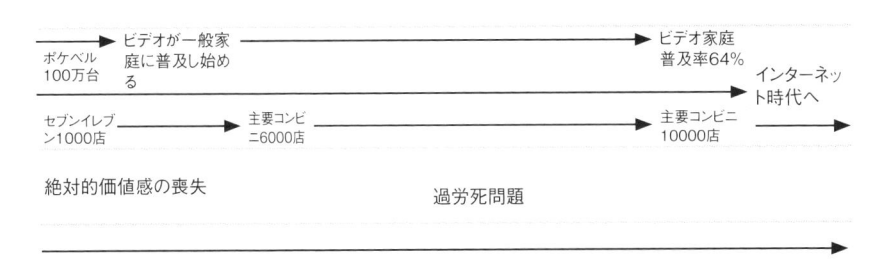

→ビデオが一般家庭に普及し始める　　　　　　　　　　　→ビデオ家庭普及率64%
ポケベル100万台　　　　　　　　　　　　　　　　　　　　　　　　　　　　インターネット時代へ

セブンイレブン1000店　　→主要コンビニ6000店　　　　　　→主要コンビニ10000店

絶対的価値感の喪失　　　　　　　過労死問題

非定型なうつ病症状の増加

シングルマザー

境界性障害（母親だけの世界；母親が感情的で脆さをさらけ出す
→子どもがその世話をする）

宗教的勧誘（大学生）

シンデレラ症候群　　青い鳥症候群　　ピーターパン症候群/スチューデント・アパシー　　新人類青年が争いや論争を避け始める　　このころより、オタク族の流行

不登校、家庭内暴力、ブリッコ　　　ネアカ・ネクラ・オタク　　　　　　　　　　　　　　　　自分が完全に支配できる領域の中でパーフェクトであること、万能であることを求める

1980	1981	1982	1983	1984	1985	1986	1987	1988	1989

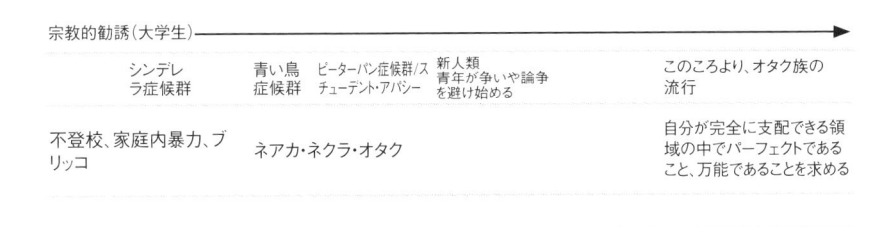

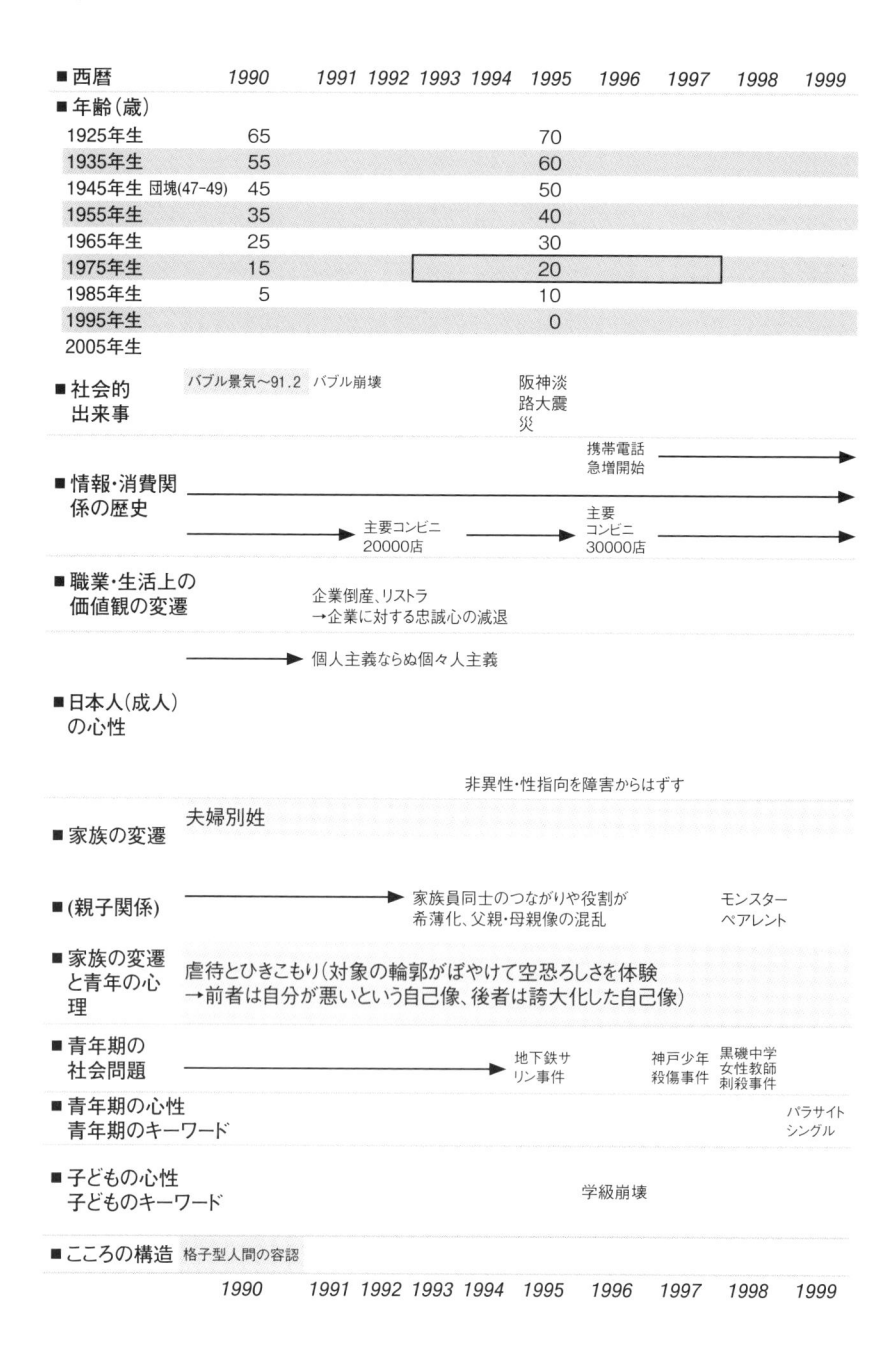

■西暦	1990	1991	1992	1993	1994	1995	1996	1997	1998	1999
■年齢(歳)										
1925年生	65					70				
1935年生	55					60				
1945年生 団塊(47-49)	45					50				
1955年生	35					40				
1965年生	25					30				
1975年生	15					20				
1985年生	5					10				
1995年生						0				
2005年生										

■社会的出来事
バブル景気〜91.2　バブル崩壊
阪神淡路大震災

■情報・消費関係の歴史
携帯電話急増開始
主要コンビニ20000店
主要コンビニ30000店

■職業・生活上の価値観の変遷
企業倒産、リストラ
→企業に対する忠誠心の減退
個人主義ならぬ個々人主義

■日本人(成人)の心性
非異性・性指向を障害からはずす

■家族の変遷
夫婦別姓

■(親子関係)
家族員同士のつながりや役割が希薄化、父親・母親像の混乱
モンスターペアレント

■家族の変遷と青年の心理
虐待とひきこもり(対象の輪郭がぼやけて空恐ろしさを体験
→前者は自分が悪いという自己像、後者は誇大化した自己像)

■青年期の社会問題
地下鉄サリン事件
神戸少年殺傷事件
黒磯中学女性教師刺殺事件

■青年期の心性
青年期のキーワード
パラサイトシングル

■子どもの心性
子どものキーワード
学級崩壊

■こころの構造　格子型人間の容認

| | 1990 | 1991 | 1992 | 1993 | 1994 | 1995 | 1996 | 1997 | 1998 | 1999 |

附　表　151

	2000	2001	2002	2003	2004	2005	2006	2007	2008	2009	2010	2011	2012	2013	2014
	75					80					85				
	65					70					75				
	55					60					65				
	45					50					55				
	35					40					45				
	25					30					35				
	15					20					25				
	5					10					15				
						0					5				

東日本大震災

携帯電話5000万台 → 携帯電話9000万台 → スマートフォンの爆発的普及

パソコン家庭普及率50%以上へ　インターネット家庭普及率50%以上へ　インターネット家庭普及率80%以上へ　→ パソコン家庭普及率80%以上へ

過労死が労災認定

→ 単身家族　無縁社会 →

豊川市主婦殺人事件・佐賀バスジャック事件

超のび太症候群（影山）

格子構造の優勢化

| 2000 | 2001 | 2002 | 2003 | 2004 | 2005 | 2006 | 2007 | 2008 | 2009 | 2010 | 2011 | 2012 | 2013 | 2014 |

文　献

1) 阿部隆明, 大塚公一郎, 永野満ほか:「未熟型うつ病」の臨床精神病理学的検討——構造力動論（W. Janzarik）からみたうつ病の病前性格と臨床像. 臨床精神病理, 16; 239-248, 1995.
2) 阿部隆明:メランコリー親和型. 加藤敏, 神庭重信, 中谷陽二ほか編:現代精神医学事典, p.1010, 弘文堂, 東京, 2011.
3) 阿部隆明:うつ病における解離. 精神科治療学, 23(4); 365-371, 2007.
4) 阿部隆明:思春期の気分障害. 精神科治療学, 26(6); 691-698, 2011.
5) American Psychiatric Association: Diagnostic and statistical manual of mental disorders (4th ed. DSM-IV). American Psychiatric Association, Washington D.C., 1994.
6) American Psychiatric Association: Diagnostic and statistical manual of mental disorders (5th ed. DSM-5). American Psychiatric Association, Washington D.C., 2013. (高橋三郎, 大野裕監訳:DSM-5, 精神疾患の診断・統計マニュアル. 医学書院, 東京, 2014.)
7) Asperger, H.: Probleme des Autismus im Kindesalter. 児童精神医学とその近接領域, 7; 2-10, 1966. (油井邦雄訳:児童期の自閉の精神病質. 精神科治療学, 23; 229-238, 2008.)
8) Baker, R.: Sigmund Freud, for everybody. Popular Library Edition, New York, 1952. (宮城音弥訳:フロイト, その思想と生涯. 講談社, 東京, 1975.)
9) Baron-Cohen, S., Wheelwright, S., Stone, V., et al.: A mathematician, a physicist and a computer scientist with Asperger's syndrome: Performance on folk psychology and folk physics tests. Neurocase, 5; 475-483, 1999.
10) Baron-Cohen, S.: The extreme male brain theory of autism. Trends Cogn. Sci. 6; 248-254, 2002.
11) Baron-Cohen, S., Richler, J., Bisarya, D., et al.: The Systemizing Quotient (SQ): An investigation of adults with Asperger syndrome or high functioning autism and normal sex differences. Philos. Trans. R. Soc. Lond. B. Biol. Sci.;

358, 361-374, 2003.
12) Baron-Cohen, S., Wheelwright, S.: The Empathy quotient: An investigation of adults with Asperger syndrome or high functioning autism, and normal sex differences. J. Autism Dev. Disord., 34; 163-175, 2004.
13) Baron-Cohen, S., Knickmeyer, R. C., Belmonte, M. K.: Sex differences in the brain: Implications for explaining autism. Science, 310; 819-823, 2005.
14) Binswanger, L.: Schizophrenie. Neske, Pflingen, 1957.（新海安彦，宮本忠雄，木村敏訳：精神分裂病1，2．みすず書房，東京，1960, 1961.）
15) Blankenburg, W.: Der Verlust der natürlichen Selbstverständlichkeit. Ein Beitrag zur Psychopathologie symptomarmer Schizophrenien. Enke, Stuttgart, 1971.（木村敏，岡本進，島弘嗣訳：自明性の喪失――分裂病の現象学．みすず書房，東京，1978.）
16) Blazer, D. G., Hughes, D., George, L. K., et al.: Generalized anxiety disorder. In, Robins, L. N., Reigier, D. A. (eds.): Psychiatric disorders in America: The epidemiologic Catchment Area Study. pp.180-203, Free press, New York, 1991.
17) Bleuler, E.: Dementia Praecox oder Gruppe der Schizophrenien. Franz Deuticke, Leipzig/Wien, 1911.（飯田真，下坂幸三，保崎秀夫ほか訳：早発性痴呆または精神分裂病群．医学書院，東京，1974.）
18) Caamano, M., Boada, L., Merchan-Naranjo, J., et al.: Psychopathology in children and adolescents with ASD without mental retardation. J. Autism Dev. Disord.（published online: 08 March, 2013）
19) Chakrabarti, S., Fombonne, E.: Pervasive developmental disorders in preschool children. JAMA, 285; 3093-3099, 2001.
20) Conrad, K.: Die beginnende Schizophrenie: Versuch einer Gestaltanalyse des Wahns. George Thieme, Stuttgart, 1958.（山口直彦，安克昌，中井久夫訳：分裂病のはじまり――妄想のゲシュタルト分析の試み．岩崎学術出版社，東京，1994.）
21) 大東祥孝：離人症と解離．精神科治療学，23(3); 297-303, 2007.
22) 土居健郎：分裂病における分裂の意味．藤縄昭編：分裂病の精神病理10巻，pp.1-21，東京大学出版会，東京，1981.
23) 頴原禎人，牛島定信：神経症性病態の最近の特徴（ことに全般性不安障害をめぐって）．臨床精神医学，29(2); 127-134, 2000.

24) Erikson, E. H.: Childhood and society. 2nd ed. W.W. Norton & Company, New York, 1963.（仁科弥生訳：幼児期と社会1，2．みすず書房，東京，1977，1980．）
25) Fitzgerald, M.: Autism and creativity: Is there a link between autism in men and exceptional ability? Hove, Bruner-Routledge, 2004.（石坂好樹，花島綾子，太田多紀訳：アスペルガー症候群の天才たち——自閉症と創造性．星和書店，東京，2008．）
26) 藤縄昭：自我漏洩症候群について．土居健郎編：分裂病の精神病理1巻，pp.33-50，東京大学出版会，東京，1972．
27) 藤縄昭：単純型分裂病の概念をめぐって．藤縄昭編：分裂病の精神病理10巻，pp.43-74，東京大学出版会，東京，1981．
28) 船山道隆，浜田秀伯：解離と解離性障害——変遷と症候学．精神科治療学，23(3); 247-251, 2007.
29) 古橋忠晃：境界例という概念はどこにいったのか——思春期の病理を通して．精神科治療学，26(6); 711-718, 2011.
30) 古橋忠晃：解離と性同一性障害．精神科治療学，23(4); 373-379, 2007.
31) Ghaziuddin, M., Ghaziuddin, M. N., Greden, J.: Depression in person with autism: Implications for research and clinical care. J. Autism Dev. Disord., 32; 299-306, 2002.
32) Glatzel, J. und Huber, G.: Zur Phenomenologie eines Typus endogener juvenil-asthenischer Versangenssyndrome. Psychiat. Clin., 1; 15-31, 1968.（高橋俊彦，大磯英雄，青木勝ほか訳：内因性若年‐無力性不全症候群の一型に関する現象学．思春期青年期精神医学，2; 103-118, 1992.）
33) Guralnik, O., Schmeidler, J., Siemon, D.: Feeling unreal: Cognitive process in depersonalization., Am. J. Psychiatry, 157; 103-109, 2000.
34) 花房香，青木省三，中野善行ほか：たまり場的絵画療法の経験——座標軸を用いての位置づけ．日本芸術療法学会誌，24(1); 102-116, 1993.
35) 原ひろ子：文化としつけ——多様性と変動の中で．精神療法，27; 260-267, 2001.
36) Havighurst, R. J.: Developmental tasks and education (3rd ed.). David McKay, New York, 1972.（児玉憲典，飯塚裕子訳：ハヴィガーストの発達課題と教育——生涯教育と人間形成．川島書店，東京，1997．）
37) Heidegger, M.: Sein und Zeit. Niemeyer, Tübingen, 1927.（桑本務訳：存在と

時間，上，中，下．岩波文庫，東京，1960-1963．）
38) 広沢正孝：離人神経症の治療と離人症再考．臨床精神病理，15; 271-285, 1994.
39) 広沢正孝，永田俊彦：近年増加傾向にある治療困難な若年分裂病者の精神病理と治療——構造化されない極期をもつ分裂病者の不安と退行をめぐって．中安信男編：分裂病の精神病理と治療 8 巻，pp.129-158，星和書店，東京，1997.
40) 広沢正孝：強い不安を主症状とする分裂病——分裂病・構造化不全群（仮称）をめぐって．精神科治療学，13; 507-514, 1999.
41) Hirosawa, M., Nagata, T., Arai, H.: A psychopathological study on elderly Japanese delusional depressives in relation to collapse of traditional Japanese culture. Psychogeriatrics, 2; 103-112, 2001.
42) 広沢正孝：離人症．上島国利監修：神経症性障害とストレス関連障害，pp.137-142，メジカルビュー社，東京，2005.
43) 広沢正孝：統合失調症を理解する——彼らの生きる世界と精神科リハビリテーション．医学書院，東京，2006.
44) 広沢正孝：近年の大学生の心理的特徴——大学保健管理センターないし学生相談室より．精神科治療学，12; 1349-1354, 2006.
45) 広沢正孝：今日の精神療法を支える価値観．臨床精神医学，36(11); 1383-1387, 2007.
46) 広沢正孝：成人例の発達障害の診かた．総合病院精神医学，19; 231-240, 2007.
47) 広沢正孝：統合失調症と広汎性発達障害．臨床精神医学，37; 1515-1523, 2008.
48) Hirosawa, M., Sugiura, M., Okada, A.: Depersonalization disorder; A hidden psychopathology related to medical errors—retrospective investigation of ten nurse cases. Jap. J. Gen. Hosp. Psychiatry, 21; 32-43, 2009.
49) 広沢正孝：成人の高機能広汎性発達障害とアスペルガー症候群——社会に生きる彼らの精神行動特性．医学書院，東京，2010.
50) 広沢正孝：不安［現象学］．加藤敏，神庭重信，中谷陽二ほか編：現代精神医学事典，pp.900-901，弘文堂，東京，2011.
51) 広沢正孝：高機能広汎性発達障害（アスペルガー症候群）と解離．柴山雅俊編：解離の病理，pp.49-76，岩崎学術出版社，東京，2012.
52) 広沢正孝：「こころの構造」からみた精神病理——広汎性発達障害と統合失調症をめぐって．岩崎学術出版社，東京，2013.
53) 広沢正孝：現代人の「こころの構造」と精神療法．学術通信，105; 9-11, 2013.

54) 広沢正孝：発達障害と精神疾患．精神療法，40(1); 141-149, 2014.
55) 広瀬徹也：「逃避型抑うつ」について．宮本忠雄編：躁うつ病の精神病理2巻，pp.61-86, 弘文堂，東京，1977.
56) 広瀬徹也：逃避型抑うつ．加藤敏，神庭重信，中谷陽二ほか編：現代精神医学事典，pp.764-765, 弘文堂，東京，2011.
57) 翡翠：アスペルガー症候群をめぐるネット事情．臨床精神医学，34; 1197-1198, 2005.
58) Hoch, P., Polatin, P.: Pseudoneurotic forms of schizophrenia. Psychiart. Q. 23; 248-276, 1949.
59) Howlin, P.: Psychiatric disturbance in adulthood. In Howlin, P. (ed.): Autism and Asperger syndrome. Preparing for adulthood. 2nd edn. pp.271-299, Taylor & Francis group, London, 2004.
60) 市橋秀夫：治療論よりみた内因性精神病の病前性格——緊張病親和型を中心として．臨床精神病理，6(1); 29-42, 1985.
61) 市橋秀夫：1970年代から2000年までに我が国でどのような価値観の変動があったか．精神科治療学，15; 1117-1125, 2000.
62) 市橋秀夫：内的価値の崩壊と結果主義はどのように精神発達に影響しているか．精神科治療学，15; 1229-1236, 2000.
63) 井口博登：日本におけるグローバリゼーションの進行とメランコリー親和型．臨床精神医学，34(5); 681-686, 2005.
64) 飯高哲也：不安［脳科学］．加藤敏，神庭重信，中谷陽二ほか編：現代精神医学事典，pp.900-901, 弘文堂，東京，2011.
65) 生田孝：精神病理学による不安の理解．清水將之編：不安の臨床，pp.21-34, 金剛出版，東京，1994.
66) 生田孝：意識［現象学的精神医学］．加藤敏，神庭重信，中谷陽二ほか編：現代精神医学事典，p.49, 弘文堂，東京，2011.
67) 石井卓：アスペルガー症候群——統合失調症との鑑別．精神科治療学，19; 1069-1075, 2004.
68) Janzarik, W.: Strukturdynamische Grundlagen der Psychiatrie. Enke, Stuttgart, 1988.（岩井一正，西村勝治，古城慶子訳：精神医学の力動的基礎．学樹書院，東京，1996.）
69) Jaspers, K.: Allgemeine Psychopathologie, Aufl 5. Springer, Berlin, 1913/1948.（西丸四方訳：精神病理学原論．みすず書房，東京，1971.）

70) Janet, P.: Les Nervoses. Flammarion, Paris, 1909.（高橋徹訳：ジャネ，神経症．医学書院，東京，1974.）
71) Janet, P.: De l'angoisse à la extase. Alcan, Paris, 1928.
72) Jung, C. G.: Gestaltungen des Unbewussten. Rascher, Zürich, 1950.（林道義訳：個性化過程の経験について，マンダラシンボルについて．(In) 林道義訳：個性化とマンダラ，pp.71-148, pp.149-221，みすず書房，東京，1991.
73) Kaplan, H. I., Sadock, B. J., Grebb, J. A.: Kaplan and Sadock's of Psychiatry. Behavioral Sciences Clinical Psychiatry, Seventh Edition. Williams & Williams, Baltimore, 1994.
74) 笠原嘉：退却神経症という新しいカテゴリーの提唱．中井久夫，山中康裕編：思春期の病理と治療，pp.287-319，岩崎学術出版社，東京，1978.
75) 笠原嘉，金子寿子：外来分裂病（仮称）について．藤縄昭編：分裂病の精神病理10巻，pp.23-42，東京大学出版会，東京，1981.
76) 笠原嘉：アパシー・シンドローム．岩波書店，東京，1984.
77) 笠原嘉：不安．新版精神医学辞典，pp.690-691，弘文堂，東京，1993.
78) 笠原嘉：退却神経症——最近の経験から．臨床精神医学，33; 379-383, 2004.
79) 笠原嘉：精神科における予診・初診・初期治療．星和書店，東京，2007.
80) 河合隼雄：母性社会日本の病理．講談社，東京，1997.
81) Kierkegaard, S.: The concept of dread. Princeton Univ Press, Princeton N. J, 1844.（斎藤信治訳：不安の概念．岩波書店，東京，1951.）
82) Kiley, D.: The Peter Pan Syndrome. Howard Marhaim Litexary Agency, New York, 1984.（小此木啓吾訳：ピーター・パン・シンドローム．祥伝社，1984.）
83) 木村敏：分裂病の現象学．弘文堂，東京，1975.
84) 木村敏：離人症における他者．高橋俊彦編：分裂病の精神病理15巻，pp.57-80，東京大学出版会，東京，1986.
85) 木村真人，葉田道雄，森隆夫ほか：うつ病の概念を考える：大うつ病の概念．精神科治療学，17(8); 979-984, 2008.
86) 木崎英介：神経症．加藤敏，神庭重信，中谷陽二ほか編：現代精神医学事典，pp.515-516，弘文堂，東京，2011.
87) Kim, J. A., Szatmari, P., Bryson, S. E., et al.: The prevalence of anxiety and mood problems among children with autism and Asperger syndrome. Autism, 4(2); 117-132, 2000.

88) Konstantareas, M. M., Hewitt, T.: Autistic disorder and schizophrenia: Diagnostic overlaps. J. Autism Dev. Disord., 31; 19-28, 2001.
89) 小林俊三：不安［精神分析］．加藤敏，神庭重信，中谷陽二ほか編：現代精神医学事典，pp.900-901，弘文堂，東京，2011.
90) 倉知正佳：統合失調症．2. 臨床症状と診断．専門医を目指す人の精神医学第3版，pp.409-417，医学書院，東京，2011.
91) 栗本薫：シンデレラ症候群．新潮社，東京，1992.
92) Kurita, H.: Delusional disorder in a male adolescent with high-functioning PDDNOS. J. Autism Dev. Disord., 29; 419-423, 1999.
93) Kuusikko, S., Pollack-Wurman, R., Jussila, K. et al.: Social anxiety in high-functioning children and adolescents with Autism and Asperger syndrome. Journal of Autism and Developmental Disorders, 38(9); 1697-1709, 2008.
94) Lange, J.: Über Melancholie. Z. Ges. Neurol. Psycjiat., 101; 293, 1926.
95) 松本雅彦：「精神分裂病」はたかだかこの100年の病気ではなかったのか？　精神医療8，9合併号，1996.
96) 松下正明，加藤敏，神庭重信編：精神医学対話．弘文堂，東京，2012.
97) Mattila, M. L., Hurtig, T., Haapsamo, H., et al.: Comorbid psychiatric disorders associated with Asperger syndrome / high functioning autism: A community- and clinic-based study. J. Autism Dev. Disord., 40; 1080-1093, 2010.
98) 南博：日本人の心理．岩波書店，東京，1953.
99) 宮本忠雄：現代社会とうつ病．臨床医，68; 1771-1773, 1978.
100) 宮坂宥勝，梅原猛：仏教の思想9．生命の海（空海）．角川書店，東京，1978.
101) Mouridsen, S. E., Rich, B., Isager, T.: Psychiatric disorders in adults diagnosed as children with atypical autism. A case control study. J. Neural Transm., 115; 135-138, 2008.
102) 妙木浩之：意識［精神分析］．加藤敏，神庭重信，中谷陽二ほか編：現代精神医学事典，p.50，弘文堂，東京，2011.
103) 鍋田恭孝：「ひきこもり」と不全型神経症．精神医学，45; 247-253, 2003.
104) 長井真理：内省の構造――病的な「内省過剰」について．村上靖彦編：分裂病の精神病理12巻，pp.189-212，東京大学出版会，東京，1984.
105) 長井真理：分裂病者における Anderssein の意識について．高橋俊彦編：分裂病の精神病理15巻，pp.285-，東京大学出版会，東京，1986.
106) 永田俊彦：寡症状性分裂病の長期経過――3例の自験例から．分裂病の精神

病理と治療 1 巻，pp.85-109，星和書店，東京，1988.
107) 永田俊彦，広沢正孝：慢性期症状．松下正明ほか編：臨床精神医学講座 2 巻，pp.375-388，中山書店，東京，1999.
108) 中根千枝：タテ社会の人間関係——単一社会の理論．講談社，東京，1967.
109) 中安信夫：初期分裂病．星和書店，東京，1990.
110) 信国恵子：夫婦の危機．精神療法，27; 127-133, 2001.
111) 野上芳美：不安神経症．加藤正明，保崎秀夫，笠原嘉ほか編：新版精神医学事典，p.691, 弘文堂，東京，1993.
112) 野上芳美：浮動性不安．加藤正明，保崎秀夫，笠原嘉ほか編：新版精神医学事典，pp.702-703, 弘文堂，東京，1992.
113) 岡野憲一郎：神経症とストレス（ことに PTSD をめぐって）．臨床精神医学，29(2); 153-159, 2000.
114) 小此木啓吾：モラトリアム人間の時代．中央公論社，東京，1978.
115) 小此木啓吾：エス．加藤正明，保崎秀夫，笠原嘉ほか編：新版精神医学事典，pp.71-72, 弘文堂，東京，1992.
116) 小此木啓吾：超自我．加藤正明，保崎秀夫，笠原嘉ほか編：新版精神医学事典，p.547, 弘文堂，東京，1992.
117) Rapoport, J., Chavez, A., Greenstein, D., et al.: Autism-spectrum disorders and childhood onset schizophrenia: clinical and biological contributions to a relationship revisited. J. Am. Acad. Child Adolesc. Psychiatry, 48(1); 10-18, 2009.
118) Rickela, K., Rynn, M.: Overview and clinical presentation of generalized anxiety disorder. Psychiatr. Clin. N. Am., 24(1); 1-17, 2001.
119) Schneider, K.: Klinische Psychopathologie, 6 Aufl. Thieme, Stuttgart, 1962.（平井静也，鹿子木敏範訳：臨床精神病理学，文光堂，東京，1963.）
120) 千石保：「まじめ」の崩壊．サイマル出版会，東京，1991.
121) 芝伸太郎：タテ社会の崩壊とうつ病．精神科治療学，15; 1145-1149, 2000.
122) 柴田明彦：統合失調症はどこから来てどこへ行くのか——宗教と文化からその病理をひもとく．星和書店，東京，2011.
123) 柴山雅俊：解離の構造——私の変容と〈むすび〉の治療論．岩崎学術出版社，東京，2010.
124) Sierra, M., Berrios, G. E.: Depersonalization: A conceptual history. Hist. Psychiatry, 8; 213-229, 1997.

125) Sierra, M., Berrios, G. E.: The phenomenological stability of depersonalization: Comparing the old and new. J. Nerv. Ment. Dis., 189(9), 629-636, 2001.
126) 清水將之：青い鳥症候群．弘文堂，東京，1983．
127) Simonoff, E., Pickles, A., Charman, T., et al.: Psychiatric disorders in children with autism spectrum disorders: Prevalence, comorbidity, and associated factors in population-derived sample. Journal of the American Academy Child and Adolescent Psychiatry, 47(8); 921-929, 2008.
128) 霜山徳爾：不安（2）．井村恒郎，懸田克躬，島崎敏樹ほか編：異常心理学講座1, pp.297-322，みすず書房，東京，1966．
129) 杉山登志郎：自閉症に見られる特異な記憶想起現象——自閉症のtime slip現象．精神経誌, 96; 281-297, 1994.
130) 杉山登志郎：高機能広汎性発達障害の精神病理．精神科治療学，23; 183-190, 2008.
131) Sugiura, M., Hirosawa, M., Tanaka, S., et al.: Reliability and validity of a Japanese version of the Cambridge depersonalization scale as the screening instrument for depersonalization disorder. Psychiatry and Clinical Neuroscience, 63; 314-321, 2009.
132) 高木俊介：現代家族の変容と思春期例の家族支援．精神科治療学，26(5); 595-601, 2011.
133) 高橋徹：不安と恐怖．土居健郎，笠原嘉，宮本忠雄ほか編：異常心理学講座4, 神経症と精神病1, pp.1-44，みすず書房，東京，1987．
134) 高橋俊彦：分裂病と「重症」離人症との連続性について——離人症及び思考の聴覚化を手懸りとして．高橋俊彦編：分裂病の精神病理15巻, pp.305-332，東京大学出版会，東京，1986．
135) 高畑圭輔：意識（主観的体験）と統合失調症の進化史．臨床精神医学，40(6); 803-811, 2011.
136) 高岡健，関正樹：自閉症スペクトラムの1症例にみられた気分障害とカタトニー．臨床精神医学，34; 1157-1162, 2005.
137) 樽味伸：現代社会が生む「ディスチミア親和型」．臨床精神医学，34; 687-694, 2005.
138) 田代信雄：神経症性障害の成因．田代信雄，越野好文編，臨床精神医学講座，第5巻, pp14-34, 中山書店，東京, 1997.
139) Tellenbach, H.: Melancholie. Problemgeschichte, Endogenität, Tzpologie,

Pathogenese, Klinik.（3 Aufl.），Springer, Berlin, 1976.（木村敏訳：メランコリー，みすず書房，東京，1978.）

140) 豊嶋良一：意識［脳科学］．加藤敏，神庭重信，中谷陽二ほか編：現代精神医学事典，pp.50-51, 弘文堂，東京，2011.

141) 内沼幸雄：重症離人症の一例をめぐって——分裂病診断の検討．内沼幸雄編：分裂病の精神病理14巻，pp.61-96, 東京大学出版会，東京，1985.

142) Ueda, Y.: Mandala: Its contrast with left and right brain hemispheres. J. Int. Soc. Life Info. Sci., 23(1); 57, 2005.

143) 植元行男，村上靖彦，藤田早苗ほか：思春期における異常な確信的体験について，その１——いわゆる思春期妄想症について．児童精神医学とその近接領域，8; 155-167, 1967.

144) 牛島定信：対象関係論からみた新たな精神障害と境界喪失．精神科治療学，15; 1137-1143, 2000.

145) 内海健：うつ病新時代——双極２型障害という病．勉誠出版，東京，2006.

146) van Steensel, F. J. A., Bögels, S. M., Perrin, S.: Anxiety disorders in children and adolescents wit autistic spectrum disorders: a meta-analysis. Clin. Child Fam. Psychol. Rev., 14; 302-317, 2011.

147) Varela, F.: Neurophenomenology: a methodological remedy to the hard problem. Journal of Consciousness Studies, 3; 330-350, 1996.

148) Waris, P., Lindberg, N., Kettunen, K., et al.: The relationship between Asperger's syndrome and schizophrenia in adolescence. Eur. Child Adolesc. Psychiatry.（published online: 13 October 2012.）

149) 渡邉俊之：なぜフロイトは解離ではなく転換を選んだのか．精神科治療学，23(4); 409-413, 2007.

150) White, S. W., Oswald, D., Ollendick, T., et al: Anxiety in children and adolescents with autism spectrum disorders. Clinical Psychology Review, 29, 216-229, 2009.

151) WHO: The ICD-10 Classification of mental and behavioural disorders: Diagnostic criteria for research. WHO, Geneva, 1993.

152) Wittchen, H. U., Zhao, S., Kessler, R. C.: DSM-III-R generalized anxiety disorder in the national comorbidity survey. Arch. Gen. Psychiatry, 51; 355-364, 1994.

153) 山田和夫：スチューデント・アパシーと現代学生の自己形成．精神科治療学，

13; 297-304, 1998.
154) 山田昌弘：パラサイトシングルの時代．ちくま書房，東京，1999．
155) Yamada, Y., Mizuno, M., Ebara, T., Hirosawa, M.: Merits and demerits of engaging in athletic, academic and part-time job roles among university student-athletes in Japan. Journal of Human Ergology, 40; 141-150, 2011.
156) 山田泰行，水野基樹，榎原毅，芳地泰幸，上島通浩，広沢正孝：大学生のアルバイトとワーク・スクール・コンフリクト――多重役割マップ（MRM）を用いたナラティブ・アプローチの展開．産業保健人間工学研究，14(1); 7-15, 2013.
157) 山口一郎：存在から生成へ――フッサール発生的現象学研究．知泉書館，東京，2005．
158) 頼富本宏（監修）：京都東寺秘蔵 曼荼羅の美と仏．東京美術，1995．
159) 吉松和哉：分裂病の慢性化問題――不関性とおびえ．永田俊彦編：分裂病の精神病理と治療 5 巻，pp.155-185，星和書店，東京，1993．
160) 吉松和哉：分裂病の精神力動と母性性．安永浩編：分裂病の精神病理 6 巻，pp.97-126，東京大学出版会，東京，1977．

あとがき

　大学生という年代は，本来，自己像の確立（獲得）をめぐる問題が渦巻をまいている場である。本書では，21世紀の大学生および卒業したての青年の自己像の確立（獲得）をめぐる問題を，筆者の視点でとらえなおしてみた。
　本書を書き終えてみて，改めて感じたことは，青年期のこころの問題のすべてを網羅できなかったことである。とくに薬物使用（物質関連障害）の問題，境界性パーソナリティの問題，食行動障害の問題，心的外傷の問題，発達障害の中でも注意欠如・多動症の問題，さらには性別違和の問題などは，おそらく臨床家がその対応に苦慮しており，本来であれば筆者も触れる必要があったのであろう。
　ただ本書の執筆目的は，青年期の精神現象を網羅することではなく，「はじめに」にも記したように，現代の青年のこころの本質を，どのように理解すればよいのか，その手がかりを得ることであった。本書はそのための基礎的な考え方（こころの構造や機能）を示したものと捉えていただけると幸いである。

　自己および自己像という概念は，青年の心理を捉えるにあたり，欠かせないものである。しかし本書を綴りながら感じたのは，その奥深さと難しさであった。これまで何気なく使用していた，自己にまつわる用語や用法をとってみても，その都度，「自己とは何か」という本質的な問題を喚起させられた。一例を挙げれば，「自己の育成」や「自己像の育成」という表現である。そのニュアンスは，これまでの近代西欧型自己を前提にして考えれば，受け入れられやすい。しかし格子型人間の場合，あまりしっくりこない。むしろ「自己（自己像）の構築」ないし「自己（自己像）の獲得」といったほうが，ニュアンスとしてしっくりくるのではないか？　これは自己像というも

のが，自ら育んでいくようなものなのか，それともモデルがあってそれを取り入れて作り上げるのか，そしてそのどちらが優勢なのか，といった個々の人間の生きる姿勢によって異なり得ることを示唆しているように思える。改めて，近代西欧型自己を基に発展した，心理学や精神医学に捉われ過ぎない視点が必要となることに気づかされる。

　大学の教育現場に勤務していると，近年，「学生の精神年齢は，一世代前の高校生と思った方がよい。一世代前の大学生の精神年齢は，今では大学院生のそれに相当する」といった言葉がよく聞かれる。大学の学生相談室や健康管理室における任務も，かつての高校生のような青年の自己の問題に向き合い，対応することになる。しかしここで，われわれが近代西欧型自己概念に縛られ過ぎると，彼らに対して，「自己（自己像）の育成という思春期の発達課題をこなしそこなった」人たちというネガティブな姿勢しかもてなくなってしまう。しかし上述のように，人間に，適切な自己像のモデルを取り込みながら「自己像の構築」，「自己像の獲得」を行っていく特性があるのであれば，なにもネガティブに捉える必要もなくなる。とくに格子型人間では，その都度社会の中でのモデルを取り入れて，全体として金剛界的な自己像を構築していくのが，むしろ自然な発達過程であるように思える。ひとによっては，「自己像の構築」，「自己像の獲得」は，青年期になってから本格的に開始されるとさえ言えるのではなかろうか？
　そのように考えると，現代の青年への精神療法も，ずいぶんと異なってくる。少なくとも，焦って，「発達課題」の遅れを取り戻すような姿勢，ないし本文の3頁に記したような，「無理やり自己の（再）構築を促すような精神療法」の姿勢から，われわれは解放される。青年たちにとっても，治療者の姿勢に違和感を覚えなくとも済むのではなかろうか。いずれにしても放射型人間，格子型人間という基本的な視点に立ち，そこから無理のない社会適応的な自己像を構築ないし獲得することを援助する姿勢は，とくに現代の青年期の臨床において，実践的であると信じる次第である。

最後に，本書を執筆するにあたり，多くの助言を賜った同志に深く感謝すると同時に，執筆の機会を与えて下さった，岩崎学術出版社の長谷川純氏に厚く御礼を申し上げる。

索 引

あ行

青い鳥症候群　*11, 14*
「アスペルガー」　*11*
アスペルガー（Asperger, H.）　*126*
アスペルガー症候群　*17, 61, 126*
アンヘドニア（無快楽）　*7, 119*
意識　*50, 53, 89*
　──・無意識　*23*
一般型自己　*20*
一方的主観の配慮　*8*
意味感　*52*
意味的統合性　*52, 53, 54, 59, 63, 65, 89, 141*
陰性症状　*129*
インターネット時代　*15*
インターネット文化　*44*
うつ　*9, 132*
　──病　*41*
エネルギーポテンシャル　*34, 80*
エリクソン（Erikson, E. H.）　*20*
エンパサイジング（empathizing）　*26, 31, 34, 127*
オタク族　*11*

か行

下意識　*53*
外来分裂病　*83*
解離　*49*
解離性障害　*63, 68*
核家族化　*13*
学習　*52*

学生相談室　*3, 7*
過呼吸　*56, 57*
過食嘔吐　*56, 103*
家父長的家族　*12, 43*
感情鈍麻　*129*
規範像　*37*
気分障害　*128*
木村敏　*22*
境界例（境界型パーソナリティ障害）　*15, 44*
共生関係　*10*
強迫症状　*131*
強迫神経症　*24*
恐怖　*95*
キルケゴール（Kierkegaard, S.）　*97*
キレやすさ　*16, 103*
近代西欧型自己　*20, 22, 27, 31, 36, 37, 39, 66, 70, 78, 90, 96, 109, 129, 135, 140, 142*
緊張型　*80*
緊張病症状　*81*
クレペリン（Kraepelin, E.）　*21*
グローバル化　*16*
軽躁状態　*120*
現象学　*50*
現代版メランコリー親和型性格者　*114, 120*
個（自己）　*19*
高機能 ASD（PDD）　*27, 32*
格子‐型人間　*35, 37, 42, 44, 61, 82, 91, 99, 102, 108, 111, 113, 117, 125, 132, 135, 138, 142*

格子原図　33
格子構図　29
格子状　32
構造化不全群　86
高度経済成長時代　12
広汎性発達障害（Pervasive Developmental Disorders）　20, 29, 45, 125
こころの機能　22, 29
こころの構造　22, 29
こだわり　131
固有性　127
金剛界　32
　――マンダラ　30
コンラート（Conrad, K）　80

さ行

シエラ（Sierra, M.）　66
自我漏洩症候群　83
自己　19, 49, 89
　――の構築　3, 60
　――の再建　3
　――の成立不全　25, 77, 129
　――の統合志向性　37, 44, 52, 60, 62, 84, 90, 101
思考・行動の制止　106
自己機能　54, 59, 99
　――の低下　63
自己像　138
自己中心性　8
自己表現の画一化　7
自己不確実感　7, 44, 45, 82, 137
自己理想　8, 41, 42, 43, 106
自殺衝動　133
支持的・受容的な環境設定　2, 137
支持的・受容的な精神療法　25
支持的・受容的な雰囲気作り　2
思春期妄想症　8
自傷行為　62
システマイジング（systemizing）　26, 32, 34, 127
自生体験　86
自然科学　51
しつけ　41, 43
自閉スペクトラム症（Autism Spectrum Disorders）　20, 26, 29, 45, 85, 125
自明性の喪失　84, 86
社会的な自己　16, 18
ジャネ（Janet, P.）　49, 53, 65, 99
重症離人症　70
小精神療法　119
衝動行為　103
初期統合失調症　83
心因　24, 107, 132
　――反応　71
シングルマザー　15
神経現象学　51, 52
神経症　15, 23, 49, 95, 131
　――概念　22
　――性うつ病　106
　――理論　18
心的葛藤　23
心的装置　23
シンデレラ症候群　11, 14
心理化　137
心理緊張　54
心理自動現象　54
心理療法（カウンセリング）　23
心理力　54, 80
スキゾイド　85
スチューデント・アパシー　11, 14
西欧人　39
生気感情　106
精神運動抑制　108
精神科受診　9
精神的エネルギー　54, 80, 82, 89
精神病理学　21, 42, 134
精神分析学　51, 66
精神療法　134

索　引　171

生物学的精神医学　　24
摂食障害　　61
セミナー　　142
セロトニン再吸収阻害薬（SSRI）　　9
前意識　　51
全一性　　52
全般性不安障害（全般不安症）　　100
双極Ⅱ型　　118
操作的診断　　9
ゾーンⅩ　　85, 130

た 行

退却神経症　　11, 14, 112
対人過敏　　8
対人恐怖症　　8
胎蔵界　　31
　──マンダラ　　30
タイムスリップ現象　　129, 131
他者配慮　　41, 114
他者への接近　　60, 102
タッチパネル　　16, 32, 45, 85, 125, 141, 143
単純型統合失調症　　84, 85, 130
巷の心理学者（folk psychology）　　25, 31
巷の物理学者（folk physics）　　25, 33
超自我　　23
ディスチミア型うつ病　　113
適応障害　　55, 59, 71
手首自傷　　103
テレンバッハ（Tellenbach, H.）　　40
転換　　50
同一性　　50
動因（drive）　　26
統合失調症　　21, 66, 77
逃避型抑うつ　　111

な 行

内因性うつ病　　106
内因性若年‐無力性不全症候群　　83

生（なま）の感覚　　113
生（なま）の不安　　86, 92, 142
日本人　　39
日本的家父長制度　　105
日本的個人主義　　13, 14
日本的執着主義　　12, 40, 43
日本的大家族制度　　12
ニューファミリー　　13

は 行

ハヴィガースト（Havighurst, R. J.）　　20, 140
破瓜型　　34, 80, 81, 85
発達課題（developmental task）　　21, 43, 105, 140
パニック　　131
パニック障害（パニック症）　　98
パニック発作　　131
パネラー　　38, 61, 127, 143
パラサイト・シングル　　11
バロン‐コーエン（Baron-Cohen, S.）　　25
ピーター・パン症候群　　11, 14
ひきこもり　　8
ヒステリー　　50, 53
広場恐怖　　100
ビンスワンガー（Binswanger, L.）　　22
不安　　95, 131
不安障害　　128
不安神経症　　96
不安発作　　98
夫婦別姓　　15
浮動性不安　　98, 100
フラッシュバック　　100, 130
ブランケンブルグ（Blankenburg, W.）　　22, 84
フロイト（Freud, S.）　　18, 21, 49, 50, 95, 97
ブロイラー（Bleuler, E.）　　21, 79

放射型人間　*35, 36, 42, 60, 74, 83, 91, 99, 101, 102, 107, 115, 135, 138*
放射原図　*33*
放射構図　*29*
放射＋同心円状　*29, 31, 39, 140*
母子関係　*9*
本能　*23*

ま行

マイホーム主義　*13*
慢性期の病理　*82*
マンダラ図　*19, 29*
未熟型うつ病　*112*
無意識　*51*
無快楽 → アンヘドニア
夢幻様状態　*58*
メランコリー親和型性格　*105, 110, 114, 135*
妄想型　*34, 80, 82*
妄想世界　*79, 82, 85*
モラトリアム人間　*11, 14*

や行

役割意識　*116*
ヤスパース（Jaspers, K.）　*50, 65, 95*
ヤンツァーリク（Janzarik, W.）　*112*
ユング（Jung, C. G.）　*19, 21, 31, 35*
陽性症状　*129*
予期不安　*97, 99*
抑うつ障害群（Depressive Disorders）　*104*

ら行

ライフサイクル論　*20*
離人感・現実感消失症　*65*
離人・現実感喪失症候群　*65*
離人症　*64*
リストカット　*57*

理性　*19, 37*
臨床心理学　*20, 37, 42, 51, 134*
類破瓜病　*85*

わ行

和　*39, 109, 114*
ワーク・ファミリー・バランス　*140*

アルファベット

ASD → 自閉スペクトラム症
ASD（PDD）型自己　*20, 32, 45, 86, 126, 128, 143*

DSM-5　*49*
DSM-III　*24*
Dugas　*65*

EBM（evidence based medicine）　*25*
Empathizing Quotient（EQ）　*26*
E-S モデル（Empathizing-Systemizing モデル）　*26*

folk physics → 巷の物理学者（folk physics）
folk psychology → 巷の心理学者（folk psychology）

Krishaber　*65*

MCDD（Multiple Complex Developmental Disorder）　*85*

SSRI → セロトニン再取り込み阻害薬（SSRI）
Systemizing Quotient（SQ）　*26*

著者略歴

広沢正孝（ひろさわ　まさたか）
1957年　東京都に生れる
1985年　東北大学医学部卒業　精神医学，精神病理学，社会精神医学専攻
1989年　順天堂大学助手　順天堂大学医学部付属順天堂越谷病院精神科
1996年　同　講師
1998年　順天堂大学医学部付属順天堂医院メンタルクリニック外来医長
現　職　順天堂大学大学院スポーツ健康科学研究科教授，同大学さくらキャンパス学生相談室室長
専　攻　精神病理学
著　書　現代の子どもと強迫性障害（共編著，岩崎学術出版社，2005），統合失調症を理解する——彼らの生きる世界と精神科リハビリテーション（医学書院，2006），成人の高機能広汎性発達障害とアスペルガー症候群——社会に生きる彼らの精神行動特性（医学書院，2010），精神保健の課題と支援（共編著，中央法規，2012），統合失調症とその関連病態——ベッドサイド・プラクティス（共著，星和書店，2012），解離の病理（共著，岩崎学術出版社，2012），「こころの構造」からみた精神病理——広汎性発達障害と統合失調症をめぐって（岩崎学術出版社，2013）など。

学生相談室からみた「こころの構造」
―〈格子型/放射型人間〉と21世紀の精神病理―
ISBN978-4-7533-1093-7

著 者
広沢 正孝

2015年7月13日 第1刷発行

印刷 広研印刷(株) / 製本 (株)若林製本
―――――
発行所 (株)岩崎学術出版社 〒112-0005 東京都文京区水道1-9-2
発行者 村上 学
電話03(5805)6623 FAX 03(3816)5123
©2015 岩崎学術出版社
乱丁・落丁本はおとりかえいたします 検印省略

「こころの構造」からみた精神病理——広汎性発達障害と統合失調症をめぐって
広沢正孝著
発達の起源に遡って患者の世界を理解する　　　　　　　　本体3500円

解離の病理——自己・世界・時代
柴山雅俊編　森山公夫・松本雅彦・内海健・広沢正孝ほか著
時代とともに変貌する病像を理解するために　　　　　　　本体3400円

現代の子どもと強迫性障害
中根晃監修　広沢正孝・広沢郁子編著
広汎な強迫症状に対する共通の里程標を総体的な視点から　本体4000円

恥と自己愛トラウマ——あいまいな加害者が生む病理
岡野憲一郎著
現代社会に様々な問題を引き起こす恥の威力　　　　　　　本体2000円

脳から見える心——臨床心理に生かす脳科学
岡野憲一郎著
脳の仕組みを知って他者の痛みを知るために　　　　　　　本体2600円

統合失調症探究——構造の中の主体性
津田均著
臨床精神病理学から統合失調症を読み解く　　　　　　　　本体4000円

解離の構造——私の変容と〈むすび〉の治療論
柴山雅俊著
第一人者が独自の視点で論ずる解離の病理と治療　　　　　本体3500円

摂食障害からの回復支援——自己治癒力を妨げない「消極的」精神療法のすすめ
柴田明彦著
患者と家族が自立に向かうために　　　　　　　　　　　　本体2000円

摂食障害との出会いと挑戦——アンチマニュアル的鼎談
松木邦裕・瀧井正人・鈴木智美著
熟達の治療者がいきいきと伝える臨床感覚　　　　　　　　本体2700円

この本体価格に消費税が加算されます。定価は変わることがあります。